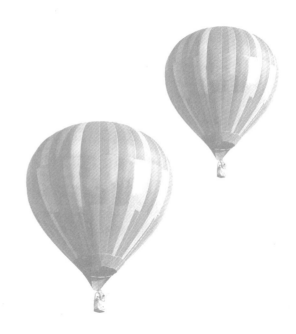

临床心身医学
典型案例解析

主　编·袁勇贵

U0380025

东南大学出版社
SOUTHEAST UNIVERSITY PRESS
·南京·

图书在版编目(CIP)数据

临床心身医学典型案例解析 / 袁勇贵主编. – – 南京：
东南大学出版社，2024. 9. – – ISBN 978-7-5766-1472-5

Ⅰ. R395.1

中国国家版本馆 CIP 数据核字第 2024HH4553 号

临床心身医学典型案例解析

Linchuang Xinshen Yixue Dianxing Anli Jiexi

主　　编	袁勇贵	
责任编辑	褚　蔚	
责任校对	张万莹　　封面设计　王　玥　　责任印制　周荣虎	
出版发行	东南大学出版社	
出 版 人	白云飞	
社　　址	南京市四牌楼 2 号(邮编:210096　电话:025 - 83793330)	
经　　销	全国各地新华书店	
印　　刷	江苏扬中印刷有限公司	
开　　本	700 mm×1000 mm　1/16	
印　　张	14.5	
字　　数	216 千字	
版　　次	2024 年 9 月第 1 版	
印　　次	2024 年 9 月第 1 次印刷	
书　　号	ISBN 978-7-5766-1472-5	
定　　价	68.00 元	

本社图书若有印装质量问题,请直接与营销部联系,电话:025 - 83791830。

■■■ 前言
PREFACE ■■■

　　随着社会的发展,医学模式已从单纯的生物医学模式转换成"生物—心理—社会"医学新模式,"心身疾病"这一名词开始走进大众视野,很多专业人士逐步认识到曾经那些看似各科基础疾病,但细究起来总是诊断不清、治疗无效的疑难杂症很多都是心身疾病,但是由于病人不认识,家属不认识,临床各专科医生也不认识,病人的疾病长期得不到有效的治疗。因此,关注病人的心身症状,提高临床医生对心身疾病症状的识别与诊疗水平尤为重要。

　　事实上,作为一线临床医师,涉及心身问题的病人常常是这两大类:一类病人是以躯体不适的症状就诊,但各类检查结果却无明显异常,详细询问可发现隐藏在躯体症状背后的情绪或精神症状;另一类病人则表现为各种各样的精神症状,但精神症状不典型,常规治疗无效,最终却查出是严重躯体疾病导致,精神症状只是躯体疾病的早期表现或伴随症状。前者往往会占用较多的医疗资源,不断奔波于各大医院的各个科室,做昂贵的检查、治疗,浪费了大量医疗资源,同时也给自身带来较重的经济负担。而此种情况往往又使得医患双方对诊疗活动均不满意,甚至导致医患矛盾增多、关系紧张。后者如果只关注精神症状,忽略了躯体症状,将也会导致不可预料的严重后果。面对这两类病人,我们要提高警惕,增强识别的能力,在心身疾病诊断中一定要坚持以下几个原则:① 疾病的发生包括心理、社会因素,明确其与躯体症状的时间关系;② 躯体症状是否有明确的器质性病理改变,或存在已知的病理生理学变化;③ 排除可能的精神疾病,做到及时发现,降低误诊误治率。

当然，除了诊断和评估，各科医生也会用心身医学的思维来制订治疗方案，以期达到更好的治疗效果。不同于以往单纯的躯体疾病的药物和手术治疗，心身疾病的治疗不仅需要关注"身"，还要关注"心"。坚持"心身同治"的原则，除了以解除症状为目标的一般内科躯体治疗以外，还需要帮助病人良好应对和处理疾病过程中的有关心理、社会问题，最大限度减少心理、社会因素的影响。因此，要做到"心""身"兼顾，就必须要做到心理治疗、物理治疗、药物治疗、手术治疗相结合。因为只有综合施策，才能最大化提升治疗效果，才能从治疗的层面上升到治愈的层面，才是更为人性化，更尊重生命质量的治疗模式。

据此，我们在全国范围内组织了一批心血管内科、神经内科、消化科、男性/生殖科、耳鼻喉科、皮肤科、全科、内分泌科、皮肤科、风湿科和肛肠科等的一线工作者集体编撰了这本《临床心身医学典型案例解析》。本书以个案为线索，采用临床真实案例进行分析，内容全面，专业性高，可读性强。一方面力求让大家从鲜活的案例里看到心身疾病在临床各科的广泛性和普遍性，期望各科医生站在心身整合的诊疗高度看待一些临床疾病；另一方面希望借个案分享为契机，提高临床医生对于这类患者的识别能力，引起大家对于临床心理问题与躯体疾病之间关系的关注，打开心身障碍临床诊治的新局面。

心身医学从诞生之日就注重心理、情绪、行为产生的脑内物基础，并与人文医学、医学哲学、临床实践、医学理论、医学科研相整合，走生命医学、临床化实践的道路。成书不易，在此感谢各位一线的医学工作者和学术骨干，在繁忙的临床与科研工作中悉心归纳总结并撰稿；我还要特别感谢汪天宇博士，他在本书编写过程中进行了大量细致的校对，正是由于前期工作的良好基础，才使得这本案例解析得以顺利出版。

相信这本书只是一个开始，往后会有更多关于介绍心身疾病、心身医学的书籍带给大家。

袁勇贵

2024 年 2 月 26 日

目 录
CONTENTS

心血管内科案例

神经内科案例

消化科案例

男科/生殖医学科案例

耳鼻喉科案例

心血管内科案例

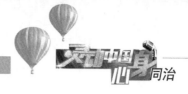

心安肠顺，表里如一

上海交通大学医学院附属第六人民医院 中医科　**宋易寒**

上海市精神卫生中心 临床心理科　**陶晶**

▌一、 病例就诊情况介绍 ▶

刘某，男，66 岁，退休教师，大学本科毕业。主诉：反复胸闷气促伴双下肢水肿 4 年余，加重 2 周。

现病史：患者长期口服降压药物，4 年前开始出现活动后胸闷、气喘伴有双下肢水肿，休息后好转，曾长期间断在当地医院药物治疗，药物名称不详，效果不显著。近一年出现胸闷气促加重并伴上腹部胀痛、大便不成形，失眠、纳差、情绪不佳等症状。

既往史：高血压病史 20 余年，平素服用降压药（名称不详）；有胃肠功能紊乱病史，自行间断服用药物（如达喜、奥美拉唑肠溶胶囊等），否认糖尿病史，否认肿瘤病史。

个人史：出生于江苏，平均 15 支烟/天，不喝酒，平素性格胆小谨慎。已婚，育有一女一子，均体健。

家族史：有高血压病家族史。

入院查体：T 36.8 ℃，P 81 次/分，R 18 次/分，BP 142/96 mmHg，神志清，精神可，全身皮肤、黏膜及巩膜无黄染，全身浅表淋巴结未触及肿大，口腔黏膜光滑，咽充血。双侧扁桃体无肿大，双肺呼吸音粗，双肺可闻及湿啰音，心界向左下扩大，腹平软，轻微压痛，无反跳痛，肠鸣音正常，肝脾肋下未及，无移动性浊音，双下肢浮肿，神经系统查体未及特殊异常。

精神检查：神志清楚，服饰整洁，时有烦躁不安，易怒，有稍许消极、悲观、绝望的情绪流露，感知觉、记忆、计算、思维、理解、自知力等无异常。

辅助检查：

冠脉CTA：前降支（LAD）近中段20％～30％局限性狭窄。

心脏超声：全心扩大，左室收缩功能减退，二尖瓣反流（轻度），三尖瓣反流（轻度），左心房扩大，肺动脉压轻度增高。

正位胸片：心影增大，右侧少量胸腔积液，两肺纹理增多，未见活动性病变。

血象检查：Pro-BNP：5 856 pg/ml。低密度脂蛋白：3.12 mmol/L。血常规、肝肾功能、电解质等未见明显异常。

诊断：

西医诊断：① 慢性心力衰竭（心功能不全 NYHA Ⅱ～Ⅲ级），② 高血压病2级（极高危），③ 胃肠功能紊乱、功能性消化不良，④ 焦虑状态。

中医诊断：心悸病（心脾两虚证＋气滞血瘀证）。

▌二、 治疗经过 ▶

2021年6月14日来我院门诊心内科门诊就诊，诊断为"慢性心力衰竭（心功能不全 NYHA Ⅱ～Ⅲ级）胃肠功能紊乱、功能性消化不良、焦虑状态"。给予地高辛强心，诺欣妥改善心肌重构，阿托伐他汀调脂降脂，呋塞米利尿，倍他乐克减轻心脏负荷，兰索拉唑、培菲康抑酸护胃、调节肠道菌群，黛力新抗焦虑，经心内科规范治疗后心衰症状明显缓解，但仍有胃肠功能紊乱及情绪焦虑等症状。后于2021年11月15日至我院中医内科门诊就诊，经过中医辨证后予归脾汤加乌灵胶囊

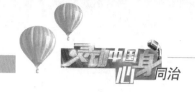

治疗。归脾汤组方如下：白术 9 g，人参 3 g，炙黄芪 12 g，当归 9 g，甘草 2 g，白茯苓 6 g，酸枣仁 9 g，木香 1.5 g，龙眼肉 2 g。加生姜、大枣适量，水煎服，一日 2 剂。同时服乌灵胶囊，一次 3 粒，一天 3 次，疗程 6 周。因患者病情严重，另加服 6 周以巩固疗效。

2022 年 1 月 10 日胃肠功能及焦虑状态改善较前明显，通过舌象脉象得知患者有气滞血瘀的临床表现，嘱患者在经心内科规范心衰治疗同时，按时按需服用归脾合逐瘀汤加乌灵胶囊。归脾合逐瘀汤组方如下：白术 9 g，人参 3 g，炙黄芪 12 g，当归 9 g，甘草 2 g，白茯苓 6 g，赤芍 6 g，酸枣仁 9 g，木香 1.5 g，龙眼肉 2 g，红花 2 g。加生姜、大枣适量，水煎服，一日 2 剂。

规律治疗后患者胸闷气喘等症状明显改善，胃肠功能良好，焦虑状态逐渐好转，食纳佳，二便调。

项目	初次门诊	治疗三个月后	治疗六个月后	治疗一年后
LA	53 mm	53 mm	51 mm	51 mm
LV	66 mm	62 mm	60 mm	58 mm
EF	11%	22%	33%	43%

时间	脾虚证量表评分	汉密尔顿焦虑量表评分	功能性消化不良量表（NDI-S）评分		
			症状出现频次	严重程度	生活质量影响
2021-11-15	69.25	41	43	35	35
2022-01-10	33.5	16	20	24	14
2022-02-14	21	9	18	22	10
2022-02-21	13.25	6	5	15	7
2022-06-20	13.85	5	5	18	8

三、案例分析

这是一位中老年男性患者，其本身有明显的心内科基础疾病高血压多年，并且由于平时没有多加注意控制病情及按时随访就诊，病情逐渐加重，发展成了心衰，病情的急性加重甚至可能危及生命。对于患者来说这是一个重要的心理应激源，结合患者以往的性格比较容易担心、谨小慎微，由此出现了明显的焦虑和抑郁反应，这种心理反应或者说心理症状又反过来影响了躯体疾病的转归，于是即使使用了规范的心衰治疗方案，患者的症状始终没有缓解。

这时候能够留意到患者这种心理症状，予以及时诊断、足够的重视和积极的处理是非常重要的，也就是所谓的"双心"治疗。治疗的原则包括：① 积极处理躯体疾病，包括所有的躯体症状的处理。② 予以非药物的心理干预、积极的疾病科普、心理疏导及安抚，同时教会患者调节情绪的方法和技巧。③ 选择抗焦虑抗抑郁药物干预需要谨慎，例如避免不合适的药物相互作用，尽量选择起效较快、短期内不良反应小的药物。④ 个体化制定治疗方案，进一步了解患者的需求，减轻患者病耻感。从这位患者来考虑，选择乌灵胶囊是非常合适的。从作用机制来说，乌灵胶囊作用于脑-肠轴，既改善焦虑抑郁，也可改善胃肠功能紊乱。同时它的耐受性非常好，极少出现不良反应，能增加服药依从性，还可以协调改善其他药物可能产生的胃肠道不良反应。从这个案例我们也看到，通过中西结合"双心"治疗取得了良好的疗效。

■ 四、 专家点评 ▶

本例患者为老年男性，以"胸闷气促加重并伴上腹部胀痛、大便不成形，失眠、纳差、情绪不佳"就诊，主要诊断为心力衰竭，是一种常见的疾病，呈现病程长、反复性、难治性的特点。现代医学从强心利尿扩血管改善心肌重构进行规范治疗，同时助消化药及情绪方面给予辅助治疗。患者服用抗焦虑或抑郁的药物，容易与精神疾病混淆概念，担心药物的不良反应及依赖性难以掌控。故无论从患者还是医生的角度，亟待另一种方式或者药物疗法一定程度上进行辅助或是替代治疗。祖国医

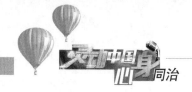

学四诊合参，患者心悸怔忡、失眠多梦、急躁易怒、食欲缺乏、腹胀便溏、面色萎黄、神疲乏力、唇色紫暗舌淡嫩、脉弦弱，而乌灵胶囊正适用于心悸心烦、心神不宁、神疲乏力、头晕耳鸣或者神经衰弱等症状。该患者采用乌灵胶囊联合中医经方及心内科规范化治疗心力衰竭，在经过常规1个疗程（6周）及6周巩固治疗后心衰指标pro-BNP整体呈下降趋势，脾虚证量表评分下降很多；HAMA评分从41分降至5分，评定等级从严重焦虑到基本无焦虑，说明患者的焦虑情绪缓解明显；NDI-S评分也呈下降趋势，临床不适症状已部分消失，患者生活质量也获得相应的提升。故得出结论：对慢性难治性心力衰竭合并严重胃肠功能紊乱的患者，在标准治疗的基础上加服乌灵胶囊，能降低心脏的耗氧及心衰指标，同时可有效缓解消化道症状。新兴的"双心治疗"方案，可使患者的病情有较大幅度的缓解，就像心内科主任董承琅教授所说："一切诊疗措施应以患者的利益为前提。"这体现了人文关怀，体现了人文医学的重要性，同时也在指引着在医途上探索的医者。

（点评专家：上海交通大学医学院附属第六人民医院 沈成兴 王兵）

【拓展阅读】

近日，全球心血管领域"天花板"级别的盛会——2023欧洲心脏病学会年会（ESC 2023）在荷兰阿姆斯特丹成功举办。研究成果亮相国际舞台，为心衰治疗注入"强心剂"。江苏省人民医院（南京医科大学第一附属医院）心血管内科的李新立教授受邀参会，并在ESC 2023 HOT LINE-2专场首位发言。他作为芪苈强心胶囊系列研究的主要研究者，向全球公布了中国QUEST研究最新结果：显示中药联合心衰标准治疗，可显著减少射血分数降低的心衰（HFrEF）患者心衰恶化再住院和心血管死亡风险，为改善慢性心衰远期预后提供有效的治疗药物，为优化临床合理用药方案提供了高质量临床证据，并再次确认了药物的长期安全性，提高了中国传统药物临床证据水平，为传统医学设置了临床证据的新标准。

检查都正常，为啥我还是心悸？

上海交通大学医学院附属仁济医院 心内科　**周红梅**

上海市精神卫生中心 临床心理科　**梅力**

一、 病例就诊情况介绍 ▶

葛某某，男，38 岁，已婚，公司职员，本科。主诉：阵发性心悸一月余。

现病史：患者一个月中发作 4 次心悸，每次均持续约 30 分钟，发作时伴有呼吸困难，有濒死感及头晕。近三月来患者失眠、多梦。曾在中医院服用中药治疗，效果欠佳，近期易疲劳乏力，容易紧张，与公司上级关系紧张。曾在外院做心脏彩超及 24 小时动态心电图均正常，冠脉 CTA：未见明显冠脉狭窄。患者自发病以来，食纳差，腹胀，大小便正常，体重未见明显改变。

既往史、个人史、家族史：无特殊。

查体：神清，精神尚可，HR 80 次/分、律齐、未及杂音，呼吸音正常，神经系统均阴性，双下肢无水肿。

辅助检查：

常规心电图多次均正常。

心脏彩超：静息状态下未见异常。

Holer 检查：未发现有异常。

甲状腺功能：正常。

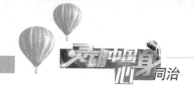

患者接受多种检查却未能发现疾病原因，担心自己得了不治之症，心里极其恐惧。最后为了弄清心悸原因，患者决定听从医生的行电生理检查。然而令人难以置信的是：电生理检查阴性。患者因未能明确病因而产生绝望情绪。

对患者进行心理量表评估，结果：躯体化症状自评量表（SSS）评分：31 分，广泛性焦虑量表（GAD-7）评分：5 分，PHQ-9 抑郁症筛查量表评分：3 分。

诊断：躯体化障碍（轻度）。

二、治疗经过 ▶

给予乌灵胶囊（3 粒，每日 3 次）＋曲唑酮（50 mg，每晚 1 次），口服。

时间	随访定期心理量表检测			药物调整	特殊说明
	SSS 评分	GDA-7 评分	PHQ-9 评分		
初起	31 分	5 分	3 分	① 乌灵胶囊 3 粒，每日 3 次 ② 曲唑酮 50 mg，每晚 1 次	—
2 个周	28 分	3 分	4 分	① 乌灵胶囊 3 粒，每日 3 次 ② 曲唑酮 50 mg，每晚 1 次	心悸未再发生
3 个月	24 分	0	0	① 乌灵胶囊 3 粒，每日 3 次 ② 曲唑酮 50 mg，每晚 1 次	不适的临床症状逐渐消失
6 个月	23 分	0	0	乌灵胶囊 3 粒，每日 3 次	症状消失

三、案例分析 ▶

心理因素影响躯体感觉，当心悸患者有或无心律失常但同时伴有心理障碍时，会造成诊断和治疗上的困难。患者反复就医，既浪费医疗资源，又影响患者的愈后。对功能性心律失常患者，仅有少数患者需要心内科专科治疗；但对伴有心理障碍的心律失常的患者，仅仅通过检查告知患者"没病"，使患者放心的做法，并不能彻底改善患者症状。经过科学严谨的心理评估的进一步治疗，尤其是心理药物及非药物治疗，不但可改善这些患者的临床预后，而且可以节约反复、多次就医而浪费的医疗资源。

本案例是一位中年男性，一个月内出现4次发作性心悸，伴有呼吸困难、压榨感及头晕，内科医生首先考虑的是心脏病，但相关检查均未发现异常，这让医生怀疑患者的这些症状是否客观存在。我们回顾病史发现，患者近三个月有工作不愉快、容易疲劳乏力、紧张，还有纳差、腹胀和记忆力下降，以及失眠数月的情况。患者的症状是客观存在的，他在发作时真实感受到了躯体不适，这不同于精神分裂症中的躯体幻觉，或诈病中的伪装症状。只是这些症状没有相应的器质性疾病基础可以解释，而是由焦虑情绪产生的，也就是焦虑障碍中的躯体性焦虑症状。

从精神科医生的角度，在排除了躯体疾病后，首先考虑惊恐发作，根据最新的ICD-11，患者应该是符合惊恐障碍诊断标准的，需要和患者进一步核实在心悸发作时是否有强烈的恐惧感或忧虑感。患者经黛力新每次1粒，每日1次。治疗3个月，加乌灵胶囊每次3粒，每日3次，治疗半年后症状完全缓解。在临床上，乌灵胶囊的确对中轻度焦虑效果较好，对睡眠也有一定帮助，而且相对于西药，中药在国人眼中一直有"副作用小"的优势，从心理角度更有助于缓解焦虑。

另外，除了药物治疗，认知行为治疗对焦虑的疗效是有循证依据的。从认知理论来解释，惊恐障碍患者是把正常的躯体感觉赋予了灾难化的解释，比如，患者感到心跳加速就认为"我的心脏病要发作了！"，这种想法诱发了急性焦虑发作，所以认知行为治疗的目标是培养患者识别和纠正这些非适应性想法和行为的能力。治疗方式有心理教育、认知重构、呼吸训练、暴露疗法等，可以通过个体治疗或是团体治疗的形式。

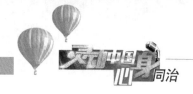

四、 专家点评 ▶

毋庸置疑，心理疾病已经成为心血管内科最主要的疾病，研究表明，心内科患者中，心理障碍发生率较高，其中焦虑症为 42%、抑郁症为 7%，更多的心理障碍患者以躯体化症状就诊于心内科。但在传统的生物医学模式下，大量的心内科心理疾病患者被漏诊误治，导致这些患者就医过程曲折艰难。生物—心理—社会医学模式下，这些患者很容易就被识别诊治。本案例医治过程就充分阐明这一点，这也是双心医学的核心观念，在心内科开展心理疾病诊治，不仅必要，而且可行。心理疾病已经成为 21 世纪影响人类最主要的疾病，没有一个医学专业能够躲得过，人类医学发展又站在了一个历史转折点，在所有医学领域普及心身医学理念势在必行，这符合人类疾病发展的历史潮流。

（点评专家：上海交通大学医学院附属仁济医院 心内科 毛家亮）

近年来，随着人们的工作学习和生活压力增大，躯体化障碍的发生率也随之增加，在我们心内科就诊的很多患者，因"胸闷、胸痛及心悸"就诊，但多种检查均不支持器质性心脏病的诊断，或者检查结果与患者的临床症状并不匹配。这种情况下，临床医生需要应用心理量表，及时识别心理问题。在这里推荐《在心血管科就诊患者的心理处方中国专家共识（2020 版）》提供的方案：使用 SSS、GAD-7 及 PHQ-9 测评量表，简单易行，可以有效明确心理障碍，提高诊疗水平，减少患者反复就诊带来的痛苦，节约社会医疗资源。

（点评专家：上海交通大学医学院附属仁济医院 心内科 卜军）

老年冠心病患者的综合治疗

复旦大学附属中山医院 心内科 **黎音亮**

复旦大学附属中山医院 神经内科 **贺旻**

一、 病例就诊情况介绍

李某某，男性，75岁。主诉：反复胸闷20余年，加重2个月。

现病史：患者阵发性胸闷已有20余年，近2月来反复出现劳累时胸闷胸痛，位于胸骨后，呈紧缩感，持续数分钟，休息或含服保心丸可缓解。同时伴有活动后气短，夜间能平卧，无少尿浮肿。夜间睡眠差，易疲劳。本次入院拟行冠脉造影检查，头颅CT提示有双侧大脑多发性腔隙性梗死。

既往史：高血压病史30余年，高脂血症病史30余年，2型糖尿病病史30余年。

个人史：吸烟史30余年，戒烟10年。

体格检查：LM：狭窄病变20%；LAD，LCX：弥漫性节段性病变50%～70%狭窄；RCA：节段性弥漫性病变50%狭窄。

诊断：① 冠心病；② 三支病变；③ 慢性冠状动脉综合征；④ 高血压病；⑤ 糖尿病；⑥ 睡眠障碍。

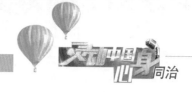

■ 二、治疗经过 ▶

对于患者弥漫性的三支病变，不考虑 CABG 及 PCI，采用药物保守治疗。

药物治疗：拜阿司匹林 0.1 g，每日 1 次；乌灵胶囊 3 粒，每日 3 次；倍他乐克缓释片 23.75 mg，每日 1 次；雅施达 4 mg，每日 1 次；络活喜 5 mg，每日 1 次；瑞舒伐他汀 10 mg，每晚一次；格华止 0.5 g，每晚 2 次；恩格列净 10 mg，每日 1 次；诺和灵 30R 胰岛素，早 8 U、晚 6 U，皮下注射；潘妥拉唑 20 mg，每日 1 次。

患者管理：冠状动脉粥样硬化是一个慢性、进展性的动态过程，因此命名为 CCS 更契合冠脉粥样硬化的病理过程。CCS 是长期持续存在或不断复发的疾病，CCS 患者心血管风险可能随时间而改变，若管理充分会使心血管风险降低。

诊治依据：

① 老年患者综合治疗需考虑多种因素——依从性、安全性、具有明确获益，而乌灵胶囊可应用于特殊人群：儿童、青少年；女性特殊生理阶段；老年人。

② 躯体化疾病合并睡眠障碍的治疗药物选择的原则："STEPS" ＋ E。其中，S：Safety 安全性，T：Tolerance 耐受性，E：Efficacy 疗效，P：Payment 费用，S：Simplicity 简便，E：Experience 经验。

③《心血管疾病合并失眠诊疗中国专家共识》中补肾安神类中药推荐乌灵菌粉制剂——乌灵胶囊。

经治后患者状态：病情稳定，生活状态良好。药物维持治疗。

■ 三、案例分析 ▶

这个案例中的老先生是临床中非常常见的患者类型，极具代表性。对这位老先生来说，同时患有冠心病和失眠并不是简单的两个疾病相加，而是"1＋1＞2"的关系。

研究已经发现，失眠不仅仅是睡不着这么简单，它与躯体疾病存在着千丝万缕的联系，可以如滚雪球一般互相促进。一个对失眠与心血管疾病相关性的研究发现，各种形式的失眠可以通过兴奋交感系统、提升系统性炎症等机制，使人体出现血压增高、动脉粥样硬化等病变。因此，纠正患者的失眠，打破失眠与躯体疾病之间的"恶性循环"非常重要。

那么如何改善睡眠呢？目前最推荐的方式是认知行为疗法，即通过改善错误的认知观念来纠正行为与情绪，最终达到改善睡眠的目的。当然，如果以上方法不起作用，也可以通过药物治疗的方式，比如苯二氮䓬类药物阿普唑仑、非苯二氮䓬类药物思诺思，以及我们的中成药——乌灵胶囊，达到很好的改善情绪及睡眠的作用。

四、 专家点评 ▶

失眠无疑是许多现代人当下的痛点，我们的诸多研究也发现了失眠与代谢性疾病的相关性，可以说，失眠不仅仅是睡不着这么简单。本次案例叙述了冠心病合并失眠的一个典型，最终通过综合治疗改善了患者的症状。案例陈述精准，将病史、案例特点、诊治过程及最后的预后都做了详细介绍，重点突出。如果在案例中能加入对患者的情绪、睡眠的客观量表评估，将能锦上添花，使案例更有说服力。

通过本次的案例分享，使医患都能更重视器质性疾病合并情绪、睡眠的综合管理。未来也需要更多这样的案例分享，以更好地进入个体化治疗、精准治疗的时代。

（点评专家：复旦大学附属中山医院 神经内科 丁晶）

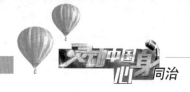

【拓展阅读】

　　一项关于中国未来心血管疾病的预测分析，数据分析基于1980—2006 年的大规模调查研究。采用中国冠心病指导模型（The CHD Policy-China），入选人群年龄 35～84 岁（2000 年数据），预测 2010—2030 年中国 CVD 事件数。我国心血管事件风险持续上升，从 2010 年 CVD 事件近 200 万，到 2030 预计上升到 300 万以上。我国老年人不仅受心血管方面疾病的影响，糖尿病和睡眠障碍也相伴而生，严重影响着老年人的生活质量。临床中碰到的老年患者除了器质性疾病，睡眠障碍伴发率在 30％以上，严重影响患者器质性疾病的治疗、康复和预后。因此，问诊时对患者状态全面了解及全方位的诊断治疗非常重要，可避免患者各个科室就诊，减轻了患者的奔波之苦，也节约了医疗资源。

　　特罗多的名言是："有时去治愈，常常去帮助，总是去安慰。"常见病、多发病不仅要采取合适的药物治疗，坚持病程的管理，还要对老年患者进行适当的语言安抚。综合适应的治疗方法对患者可以起到事半功倍的作用。

柳暗花明——抑郁焦虑遇到中医药

中国中医科学院西苑医院 心血管科　　尚青华
中国中医科学院西苑医院 神经内科　　刘洋

一、病例就诊情况介绍

姚某某，男，34岁，信息技术人员。主诉：间断胸部不适3年，加重1个月。

现病史：患者3年前因情绪紧张出现胸部发紧，持续不能缓解，伴心悸，无明显胸痛、汗出，于当地医院急诊，查心肌酶谱、心电图、胸部CT、心脏彩超等均未见异常，持续数小时自行缓解。后该症状反复发作，自觉与精神紧张、思虑、劳累有关，每次持续1～2小时方缓解。2021年6月，患者因情绪紧张自觉胸部不适症状加重（程度加重、持续时间延长），开始出现紧张、坐立不安、汗出等，查心电图、心肌酶谱均无异常，遂就诊于回龙观医院，考虑"焦虑、抑郁"，予盐酸度洛西汀治疗，半年后患者症状缓解逐渐停药。2021年12月初，患者因思虑较多再次出现胸闷不适，自觉与情绪及劳累有关，持续时间数小时，伴心悸、坐立不安、手抖，无明显胸痛、汗出、恶心、呕吐等，遂就诊于我院门诊。刻下症见：间断胸闷不适，时有紧缩感，伴心悸、手抖、坐立不安、精神紧张，无明显寒热、汗出症状，饮食可，二便调，夜眠欠佳。舌淡暗有齿痕，苔薄白，脉弦。

既往史：发现血脂升高9个月，目前未服药；否认冠心病、高血压

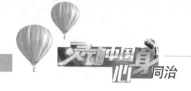

病、糖尿病等；否认手术外伤史。

个人史：否认吸烟、饮酒史，性格较内向。婚育史：已婚，育有二子。

家族史：母亲有精神分裂症病史；父亲患高血压病、脂肪肝、肝囊肿，长期酗酒。

体格检查：T 36.5 ℃，P 78 次/分，BP 128/76 mmHg，心肺及腹部查体未见异常。

精神检查：一般表现：意识清楚，定向力正常，性格较内向，平素容易紧张，紧张时爱出汗；认知过程：感知觉正常，注意力可，智力正常，思维稍迟缓，自诉记忆力下降；情感活动：对工作丧失兴趣，有疲劳感；躯体症状：食欲减退，入睡困难，早醒，醒后不易入睡。

辅助检查：

血脂（2021-06-06）：TC 6.73 mmol/L，TG 1.98 mmol/L，LDL-C 5.08 mmol/L。腹部超声（2021-11-01）：脂肪肝。颈动脉超声（2021-11-01）：未见明显异常。椎动脉超声（2021-11-01）：左椎动脉内径细。甲状腺超声（2021-11-01）：未见明显异常。

心理评估：汉密尔顿抑郁量表（HAMD）评分：21 分（抑郁状态）；抑郁自评量表（SDS）评分：47 分（抑郁状态）；汉密尔顿焦虑量表（HAMA）评分：24 分（重度焦虑）。

诊断：

西医诊断：① 抑郁状态；② 焦虑状态；③ 血脂代谢异常；④ 脂肪肝。

中医诊断：郁证（肝郁气滞）。

二、治疗经过 ▶

心理治疗：心理疏导同时嘱加强运动。

中医以疏肝理气、解郁安神为法，方用柴胡疏肝散加减，组方如下：北柴胡 10 g，炒枳壳 10 g，山药 10 g，川芎 10 g，醋香附 10 g，陈皮 10 g，甘草片 6 g，郁金 10 g，石菖蒲 10 g，炒枣仁 30 g，制远志

6 g，合欢皮 30 g，龙骨 30 g，鲜芦根 30 g。同时联用：① 乌灵胶囊，每次 3 粒，每日 3 次，补肾益精、养心安神；② 百乐眠胶囊，滋阴清热、养心安神；③ 养心生脉颗粒，益气养阴、活血祛瘀。中药汤剂根据患者症状随证加减。

6 周后复查 HAMD 评分 13 分，SDS 评分 39 分，HAMA 评分 10 分，提示临床有效。

8 周后患者胸闷、心悸较前明显缓解，已无坐立不安，仍有睡眠欠安，舌淡暗有齿痕，苔薄白，脉弦，患者自行停用中药汤剂、百乐眠胶囊、养心生脉颗粒，仅服用乌灵胶囊，每日 3 粒，每日 3 次。

10 周后测 HAMD 评分 2 分，SDS 评分 30 分，HAMA 评分 3 分。查血脂（2022-03-09，东直门医院）：TC 6.75 mmol/L，LDL-C 4.49 mmol/L，CK 480.3 U/L（踢球后）。在服用乌灵胶囊的基础上加用血脂康胶囊 2 粒，每日 2 次。

20 周后再测 HAMD 评分 2 分，SDS 评分 21 分，HAMA 评分 3 分，提示中药持久有效。

■ 三、案例分析 ▶

在我国，焦虑抑郁状态的就诊率低、漏诊率高，焦虑障碍的总患病率为 5.63%，广泛性焦虑为 1.32%，而仅有 23% 的焦虑障碍患者得到相应的治疗，内科医生的诊断率只有 3.2%。根据世卫组织最新统计数据，中国大概有 5400 万的抑郁障碍患者，抑郁障碍的患病率为 3.59%，仅有 20% 患者就诊。

什么是广泛性焦虑？显著的紧张不安：该患者表现为情绪紧张、坐立不安、失眠；自主神经功能兴奋：该患者表现为心悸；运动性不安：该患者表现为手抖；几周之内大部分时间有焦虑症状，持续 6 个月以上。该患者的汉密尔顿焦虑量表、汉密尔顿抑郁量表提示患者为重度抑郁状态及重度焦虑状态；结合患者病程超过 6 个月；除躯体症状外，同

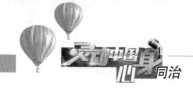

时存在失眠，以及躯体症状带来的焦虑感、抑郁情绪，影响到正常的工作及生活。所以目前诊断明确：广泛性焦虑障碍。

该病的西医治疗以传统镇静安眠药（主要是苯二氮䓬类药物及与5-HT1A受体的部分激动剂）、选择性五羟色胺再摄取抑制剂（帕罗西汀）、三环类抗抑郁药等为主，这一部分西药的依赖性强、用药时间长，大部分患者不能接受，同时部分患者不能接受西药以及西药带来的副作用等。一项针对乌灵胶囊联合帕罗西汀治疗广泛性焦虑伴失眠患者的研究显示：乌灵胶囊联合西药治疗总有效率高于单用西药组（$P < 0.05$），乌灵胶囊联合西药组 HAMA、匹兹堡睡眠质量指数（PSQI）评分均低于单用西药组（$P < 0.05$）。同时有研究显示：联用乌灵胶囊也可显著降低抗抑郁药物的使用剂量。乌灵胶囊联合西酞普兰治疗抑郁伴失眠患者，显著优于单用西酞普兰。对于焦虑抑郁的治疗不能仅针对患者的情绪，单纯治疗原发病时效果并不理想，更应该同时治疗患者的合并症状，包括躯体化症状。

以上均提示我们，治疗焦虑抑郁患者应用中西医结合的治疗方式能使患者的症状得到明显改善，抑郁量表评分也明显下降。说明改善患者的睡眠及情绪可以使疾病的治疗效果事半功倍。

四、专家点评 ▶

日常诊疗中，抑郁和焦虑在心血管疾病中非常常见，症状多样、病程往往较长且反复发作，给患者及家庭带来了沉重的负担。此病例患者前期服用西药，但症状反复，尝试使用中药，经中医辨证治疗后症状缓解，后期坚持服用具有补肾健脑、养心安神的中成药乌灵胶囊维持治疗，疗效显著。

只要辨证准确，中医药在治疗抑郁、焦虑等"双心"疾病领域有很好的疗效。在"双心"疾病诊治过程中，中西医结合、优势互补，方能更好地服务于临床、造福于百姓。

（点评专家：中国中医科学院西苑医院 心内科　马晓昌）

一颗"心"在风中摇摇晃晃，多少年不曾停止"流浪"

昆明医科大学第一附属医院 心血管科　**胡菲**

昆明医科大学第一附属医院 精神科　**杨润许**

■ 一、病例就诊情况介绍 ▶

张某某，男，59岁。主诉：反复胸闷、心悸4年。

现病史：患者4年前开始出现反复心慌心悸、胸闷。躯体不适或情绪波动大时发作明显。症状逐渐加重，明显影响生活质量。曾反复就诊于各大医院心脏内科及呼吸内科。冠状动脉造影提示左侧冠状动脉狭窄50%～60%。

既往史：曾患"左肺微浸润性肺癌"，3个月前行胸腔镜切除术。否认外伤史、中毒史，否认职业病、传染病史，否认疫区居住史、疫水接触史，否认药物、食物过敏史。预防接种史不详。

个人史：自初中开始容易过度担心、紧张。上学阶段担心成绩及别人的评价，工作后感觉"戴着面具"生活工作，婚后跟妻子冲突较多，常常生气，对待孩子的教育也是比较忧虑。近3年多来加重，继发情绪低落，间断出现。评估发现患者可能存在情绪问题。

家族史：父母健在，否认家族性遗传病史。

体格检查：一般体格检查无异常，生命体征平稳，BMI：24.24 kg/m²。

专科检查：主动叙述病情，滔滔不绝诉说躯体不适，难以打断。引

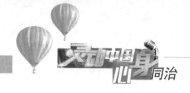

出中度抑郁及重度焦虑情绪，注意力及记忆力下降。

辅助检查：

3 年前冠脉造影：LAD 近端狭窄 50％～60％。

3 个月前胸部 CT：左肺上叶尖后段磨玻璃结节。

3 个月前冠脉 CT：未见异常。

心脏超声、心电图、甲状腺超声、四肢血管超声、颅脑及腹部 MRI 均未见明显异常。

二、治疗经过 ▶

患者最初以躯体不适为主诉就诊于各大医院心脏内科，反复检查提示存在冠状动脉粥样硬化性心脏病、肾功能不全、高脂血症、高尿酸血症。经规范调脂、降尿酸及冠心病二级预防等治疗，患者心血管系统各项指标均比较正常，包括心电图、心脏彩超、心肌酶、心肺功能评估等，均未有异常指标。但患者仍有明显忧虑，伴随持续的心血管系统症状，仍然有比较明显的心慌心悸、胸闷，影响夜间睡眠。因考虑存在情绪问题，精神科评估后行专业量表评估，焦虑及抑郁自评量表测评提示存在显著焦虑及抑郁症状，睡眠质量及生活质量受到较大影响。

根据抑郁焦虑量表评估结果，在原来心血管系统治疗基础上，联合乌灵胶囊、舍曲林、阿司匹林等治疗，患者睡眠质量逐渐改善，焦虑及抑郁情绪逐渐好转，心慌、心悸等躯体症状好转。

三、案例分析 ▶

诊疗反思：心血管系统的正常活动有赖于正常的植物神经功能，并且受内分泌及下丘脑-垂体-肾上腺轴功能的影响。冠心病曾被称为心脏神经官能症，是一种心身障碍，与情绪密切相关。

冠心病与情绪障碍互为因果：

导致心身障碍患者情绪障碍的原因：① 躯体不适且久治不愈，影响患者睡眠，容易导致焦虑抑郁情绪；② 影响生活质量。

情绪障碍导致冠心病的原因：抑郁症及焦虑症导致自主神经系统过度兴奋，引起体内促皮质素释放因子、促肾上腺皮质激素等内分泌激素的水平发生异常，这些内分泌激素通过激素调节影响患者的心血管系统功能。

本次病例治疗经验总结：

一是对于心身障碍患者需要重视患者的心理健康情况，采取心身同治的方案，在治疗躯体疾病的同时进行心理相关因素的干预；

二是治疗方案建议采取安全性高、不良反应少的方案。联用经循证证据支持的中成药，如乌灵胶囊等，可降低患者西药的用量，药物安全性高，增加患者依从性，最终获得良好的治疗效果。

四、专家点评 ▶

1. 对于心身障碍者，需要重视患者的心理健康情况，采取心身同治的方案，在治疗躯体疾病的同时进行心理相关因素的干预。

2. 治疗时建议采取安全性高、不良反应少的方案，联用经循证证据支持的中成药，如乌灵胶囊等，可降低患者西药的用量，安全性高，同时增加患者的依从性，最终能获得良好的治疗效果。

（点评专家：昆明医科大学第一附属医院 心内科 张敏）

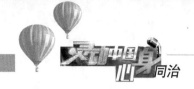

一个心内科医生的自我修养
——"高血压"一例分享

漯河市第一人民医院 心内科 **焦冰洁**

▌ 一、病例就诊情况介绍 ▶

王某某，女，46岁，已婚，小学学历。主诉：发现血压高4天。

现病史：4天前无诱因出现阵发性头晕，伴心慌、大汗，自测血压为230/125 mmHg；至当地医院急诊就诊，急诊科予口服"氨氯地平片"治疗，诉4小时后血压逐渐回落出院。4天来上述症状反复发作，多次测量血压波动在（160～200）/（95～110）mmHg。门诊以"高血压病3级"收住高血压科。

既往史：2018年6月8日曾入住我院心内科，无滥用药物史。

个人史：无外伤手术史，无特殊不良嗜好，月经正常，孕一产一，足月顺产。

家族史：父亲患"2型糖尿病"，母亲体健，两哥一姐均体健。

入院查体：测血压为240/141 mmHg；甲状腺无肿大，颈部、胸部及腹部未见血管杂音，心肺听诊无明显异常，神经系统无阳性体征。

入院诊断：① 高血压病3级；② 继发性高血压待排。

接下来，对继发性高血压进行排查：

① 肾功能：尿素6.12 mmol/L，肌酐46 μmol/L；电解质：钾3.83 mmol/L，钠141 mmol/L，氯105.0 mmol/L；甲状腺功能、性激素无异常。由此排除了真性红细胞增多症、肾功能不全、甲亢等。

血常规、尿常规无异常，血糖、血脂、肝功能正常。

② 查皮质醇节律、ACTH 节律：FMN：67.340 pg/ml，FNMN：179.6 pg/ml。由此排除了嗜铬细胞瘤、皮质醇增多症。

③ 排除了原发性醛固酮增多症：肾素定量（立位）：15.7 ng/L；醛固酮定量（立位）：10.96 ng/dL；血管紧张素Ⅱ定量（立位）：12.72 ng/dL；ARR（立位）：0.69。

④ ABI 检测，排除了主动脉缩窄。

⑤ 双肾动脉 MRA 未见明显异常，排除了肾动脉狭窄。

于是思考：排除了"嗜铬细胞瘤、原发性醛固酮增多症、肾动脉狭窄"等一系列常见继发性高血压，那么，本案例的高血压原因何在呢？

回顾第一次入院治疗并无"高血压"且经冠脉造影，排除了冠心病；入院后追问病史，其次近半年来因家庭因素紧张焦虑、烦躁不安、情绪易怒，经常担忧害怕，多思多虑，注意力下降，记忆力减退，伴入睡困难，夜间易醒，每晚睡眠总时长约 3 小时。

经广泛性焦虑障碍自评量表（GAD）评估后得分为 19 分，诊断为为重度焦虑。

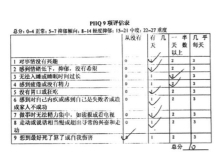

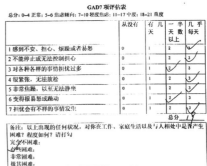

二、治疗经过 ▶

心理疏导＋抗焦虑药物治疗：氟伏沙明片，25 mg，每晚一次，一天后加量至 50 mg，每晚一次；阿普唑仑片 0.2 mg，早、中口服，

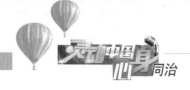

0.4 mg，每晚口服；乌灵胶囊每次 3 粒，每日 3 次。

抗焦虑治疗 8 天后，胸闷、心慌、大汗症状完全消失，烦躁、失眠等症状减轻，住院 2 周病情控制后出院。出院医嘱：定期门诊随诊，继续药物应用，疗程为 6 个月，病情稳定后在医生指导下逐渐减药。

患者出院后感觉心脏不适应症状完全消失，未遵医嘱随诊，并自行停药。停药半年后，患者阵发性头晕、心慌、大汗再次出现，伴发作性血压升高。考虑患者可能为停药后焦虑复发伴惊恐发作，再次予量表评估，评估显示：抑郁评分为轻度抑郁，焦虑评分为中度焦虑。

请精神心理科专家会诊后，诊断为：① 高血压病 3 级；② 广泛性焦虑障碍伴惊恐发作。

心理治疗：调节情绪。

药物治疗：氟伏沙明片 50 mg，每晚一次，阿普唑仑片 0.2 mg bid（早、中）po，0.4 mg，每晚一次，乌灵胶囊 3 粒，每日 3 次。

低盐低脂饮食，避免饮茶及咖啡；适当有氧运动。

因本次为病情复发，根据抗焦虑治疗规范药物疗程为 1～2 年，出院时嘱患者严格遵医嘱用药，病情稳定后在医生指导下逐渐减药。

出院 1 个月后随访：焦虑症状进一步好转，睡眠质量良好。阿普唑仑片逐渐减量，继续服用氟伏沙明片 50 mg，每晚 1 次；乌灵胶囊 3 粒，每日 3 次。

多次监测血压，血压均维持在（120～130）/（75～85）mmHg。

焦虑、抑郁量表再次评估显示：抑郁评分正常，焦虑评估也正常。

GAD7 项评估表

总分：0~4 正常；5~6 焦虑倾向；7~10 轻度焦虑；11~17 中度；18~21 重度

	从没有	有几天	一半天数以上	几乎每天
1 感到不安、担心、烦躁或者易怒	0	1	2	3
2 不能停止或无法控制担心	0	1	2	3
3 对各种各样的事情担忧过多	0	1	2	3
4 很紧张，无法放松	0	1	2	3
5 非常焦躁，以至无法静坐	0	1	2	3
6 变得很易怒或激动	0	1	2	3
7 担心会有不详的事情发生	0	1	2	3

总分

备注：以上出现的任何症状，对你在工作、家庭生活以及与人相处中是否严重困扰？程度如何？请打勾

完全不困难：
有些困难：
非常困难：
极其困难：

PHQ 9 项评估表

总分：0~4 正常；5~7 抑郁倾向；8~14 轻度抑郁；15~21 中度；22~27 重度

	从没有	有几天	一半天数以上	几乎每天
1 对事情没有兴趣	0	1	2	3
2 感到情绪低下、抑郁、没有希望	0	1	2	3
3 无法入睡或睡眠时间过长	0	1	2	3
4 感到疲倦或没有精力	0	1	2	3
5 没有胃口或暴食	0	1	2	3
6 感到对自己内疚或感到自己是失败者或造成家人不成功	0	1	2	3
7 做事时无法精力集中，如读报或看电视	0	1	2	3
8 走动或说话迟缓或超出寻常的兴奋和走动	0	1	2	3
9 想到最好死了算了或自我伤害	0	1	2	3

总分

鉴于患者烦躁、焦虑症状基本消失，血压未再出现发作性升高，量表评分恢复正常，嘱患者停用阿普唑仑片，继续氟伏沙明片 50 mg，每晚 1 次，乌灵胶囊 3 粒，每日 3 次，维持治疗。

▌三、 案例分析 ▶

心血管内科医生在临床工作中，应注意辨识患者可能存在的精神心理疾病，在排除器质性心脏病后，给予规范的药物治疗和心理治疗等综合诊疗，使患者得到"双心"康复。

▌四、 专家点评 ▶

本案例是临床中常见的高血压病例，但对于发作性血压升高的患者，并不是直接只给予一种或几种降压药进行降压治疗，而是首先通过相关检查手段排除常见的继发性高血压，并重视其睡眠及情绪问题，抽丝剥茧，查找出患者血压升高的真正原因，由心及身，对因治疗，才能效果显著。

在综合医院就诊的患者中，精神心理疾病与躯体疾病共病的发生率远高于一般人群，多数高血压患者存在心身疾病。此病例为大家提供了生动实用的双心疾病案例。

（点评专家：漯河市第一人民医院 心内科 谢桥涛）

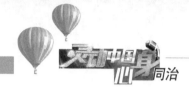

"心"好才能心好
——一例就诊到心内科的神经衰弱患者

哈尔滨医科大学附属第四医院 心血管内科　**侯小路**

哈尔滨医科大学附属第四医院 精神心理科　**金婷**

▍一、 病例就诊情况介绍 ▶

　　葛某，女，39岁，全职主妇。主诉：间断心悸半年，加重伴失眠一周。

　　现病史：患者半年前开始出现间断心悸，症状发作与活动无关，多于休息欠佳或情绪波动后加重，不伴黑矇及意识丧失，不伴胸痛及气短，不伴咳嗽、咳痰及咯血，曾就诊于当地医院，行心电图检查诊断为"心肌缺血"，平素间断口服"拜阿司匹林"等药物，病情波动。近一周患者于情绪波动后再次出现心悸，伴有失眠、乏力及头晕。患者因为上述症状紧张担心，坐立不安，偶伴有手抖、出汗、尿频。为求进一步诊断及治疗故来我院。病程中患者饮食及二便尚可，休息欠佳。

　　既往史：否认高血压及糖尿病史，否认手术及外伤病史。

　　个人史：否认吸烟及饮酒史，否认药物及食物过敏史，否认肝炎及结核病史，月经周期正常。

　　家族史：无特殊。

查体：患者疲倦懒言，查体配合，BP：130/80 mmHg，双肺呼吸音清，心界不大，心率 82 次/分，律齐，各瓣膜区未闻及病理性杂音，肝脾未触及肿大，双下肢无水肿。

实验室检查：血液生化项目及凝血功能正常，

辅助检查：

心电图正常。

心脏彩超未发现异常。

冠脉 CTA 示：左前降支中段肌桥，余无异常。

胸部 CT 示：双肺 CT 平扫未见异常。

甲状腺功能检查：各项指标均正常。

动态心电图示：窦性心律；偶发房性早搏。

诊断：① 心脏神经症；② 是否焦虑状态？

二、 治疗经过 ▶

由于患者拒绝心理科会诊，因此采用药物治疗：艾司唑仑片口服（患者拒绝）；乌灵胶囊 3 粒，每日 3 次；倍他乐克缓释片 23.75 mg，每日 1 次。

服药一周后患者失眠及心悸明显改善。查体心率 66 次/分，停用倍他乐克缓释片，继续服用乌灵胶囊。

服药一个月后患者心悸症状消失。

目前服药三个多月，患者无失眠及心悸症状。

三、 专家点评 ▶

心内科和精神科就诊的很多患者存在各种类心脏疾病方面的症状，其中最常见的是心慌、心悸。很多人认为这些症状属于心内科疾病所致，所以大多到心内科就诊，但在心内科接受各种心脏相关检查，都不

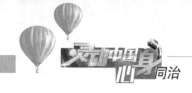

能支持心脏疾病诊断，按照心脏疾病对症治疗也不能得到很好的缓解，导致病人痛苦、疑病，反复到医院就诊检查。其实，这样的患者极有可能是广泛性焦虑障碍或惊恐发作，针对焦虑和惊恐的治疗能够缓解患者症状，提高生活质量，减轻经济负担；而在精神科有些就诊的患者出现各种心脏症状，其中也有心脏器质性疾病，如果精神科医生不能够认真检查，排除心脏疾病，也会贻误患者的诊治。这就是心内科医生要了解精神科疾病，精神科医生也要了解心内科疾病的原因，这也是胡大一教授倡导"双心"医学的主要初衷。

（点评专家：哈尔滨医科大学附属第四医院 精神心理科 张磊晶）

心 "Li" 难受，救救我

宁波大学附属第一医院 心血管内科　**方任远**

宁波大学附属第一医院 心身医学科　**林晨**

一、病例就诊情况介绍 ▶

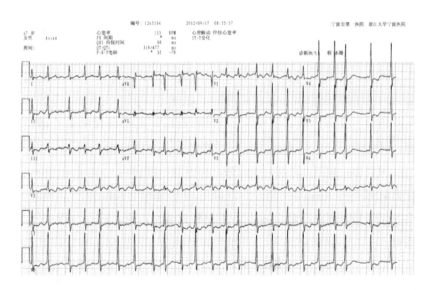

沈某某，女，67 岁，退休。主诉：反复胸闷心悸 2 年，加重 2 个月。

现病史：

患者 2 年前无明显诱因下在家中出现胸闷心悸，呈阵发性，持续约

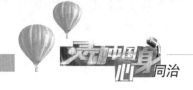

数十分钟后可自行缓解，劳累、情绪激动时易发，平时易疲劳，伴失眠，入睡困难，易醒，早醒，夜间入睡前或醒后心悸更明显，无胸痛，无咯血，无黑蒙晕厥，无发热畏寒寒战，无恶心呕吐等其他不适，起初发作频率不高，一直未就诊未治疗。2个月前劳累后出现胸闷心悸加重，发作次数增多，持续时间较前延长，严重时感到心神不宁、坐立不安，失眠加重，疲劳感明显，患者担心病情，害怕会"猝死"，故来我院门诊，行心电图提示"心房颤动"，冠脉CTA提示：① 右冠状动脉主干近段管腔轻中度狭窄，软斑块形成；② 左前降支中段与心肌关系密切。为求进一步诊治，门诊拟"心房颤动、冠心病"收住入院。

发病以来，患者精神萎、食欲一般、睡眠差，近2个月体重减轻约4千克。

既往史：

"高血压病"病史10年，最高血压150/90 mmHg，长期服用"缬沙坦胶囊"治疗，血压波动在140/90 mmHg左右。2005年因"鼻咽癌"在宁波市李惠利医院行放化疗治疗6次，专科定期随访复诊。否认其他疾病史。

个人史：否认有特殊嗜好，20岁结婚，育有一子一女，家庭关系和睦，10年前配偶去世。其性格内向、敏感。

家族史：父母已故。家中10个兄弟姐妹，其中两兄一弟已故，余体健，否认两系三代家族性遗传病、精神病、肿瘤病史。

入院查体：血压138/84 mmHg，神志清，精神可，口唇无发绀，颈静脉无怒张，肝颈返流征阴性。双肺呼吸音清晰，未闻及干湿性啰音。心前区无隆起，未及震颤，叩诊心浊音界无明显扩大，HR 95次/分，心律绝对不齐，心音强弱不等，未闻及病理性杂音。腹部平坦，腹肌无紧张，无压痛、反跳痛，肝脾肋下未触及，双下肢无浮肿。神经系统查体未发现阳性体征。

辅助检查：

血生化检查：血常规＋CRP、凝血功能、D二聚体、尿常规、肌钙蛋白、甲状腺功能常规、肝肾功能、电解质未见明显异常。

INR：1。

Pro-BNP：1 431 pg/ml。

血脂：TG 2.27 mmol/L；TC 5.88 mmol/L；LDL 3.77 mmol/L。

肺静脉CT：两肺尖及右肺中叶部分炎性病变，慢性炎症考虑。

经食道心超：各心腔及左心耳内未见血栓形成。

经胸心超：左房增大，LA 42 mm，LVEF 65％。

诊断（2012-11-20）：① 持续性心房颤动；② 冠状动脉粥样硬化性心脏病；③ 高血压病1级（极高危组）；④ 高脂血症；⑤ 鼻咽癌放化疗术后。

诊断依据：① 患者老年女性，慢性病程。② 以"反复胸闷心悸2年，加重2个月"入院。③ 专科检查：心前区无隆起，未及震颤，叩诊心浊音界无明显扩大，HR 95次/分，心律绝对不齐，心音强弱不等，未闻及病理性杂音。④ 辅助检查：心电图示心房颤动。

二、 治疗经过 ▶

患者于2012年11月15日行房颤射频消融术，术程顺利。术后血压132/84 mmHg，脉搏78次/分，呼吸18次/分，血氧饱和度99％。

两年前复查时感心悸发作较频，是房颤复发？是冠心病？还是鼻咽癌影响？

建议患者到心身医学科门诊。

心身医学科采集病史及检查资料：

主诉：反复情绪低落10年，加重伴心悸2年。

补充病史：患者从10年前配偶去世后开始反复情绪低落，兴趣减退，精力下降，注意力、记忆力下降，经常感到悲伤空虚，当时无消极言行，否认兴奋发作，否认凭空闻声、疑人害等，未就诊。2年前开始出现心悸发作，自觉身体不佳，感到"无用"，出现情绪低落加重的情况，感觉精力不足，做事提不起兴趣，疲劳乏力，活动减少，睡眠欠

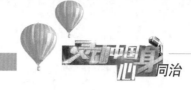

佳，入睡困难，易醒，早醒，醒后难以再次入睡，经心内科治疗后仍有心悸发作，担心身体及药物副作用，服药依从性不佳。

精神检查：

一般情况：意识清，时间、地点、人物定向力完整，衣着整洁，表情愁苦，接触合作，对答切题，饮食一般，入睡困难，眠浅易醒，早醒，大小便无明显变化，个人卫生可自理。

认知活动：否认感觉增强、感觉减退、感觉倒错，否认幻觉、错觉、感知综合障碍，思维稍迟缓，否认思维奔逸、思维贫乏、思维逻辑障碍、妄想，否认强迫观念，注意力不集中，记忆力下降，智能粗测可。

情感活动：情绪低落、焦虑，兴趣减退，否认情感高涨、欣快、淡漠、情感爆发，情感反应协调。

意志活动：意志活动减退，精力下降，无自伤行为，否认冲动攻击、消极行为。

自知力：部分存在，有求治欲望。

量表测评：汉密尔顿抑郁量表（17 项）：评分 24 分；汉密尔顿焦虑量表：评分 19 分；匹兹堡睡眠质量指数：评分 14 分。

调整诊断：① 中度抑郁发作；② 持续性心房颤动；③ 冠状动脉粥样硬化性心脏病；④ 高血压病 1 级（极高危组）；⑤ 高脂血症；⑥ 鼻咽癌放化疗术后。

调整药物治疗：

舍曲林 25 mg，每日 1 次；3 天后加量为 50 mg，每日 1 次；1 周后加量为 75 mg，每日 1 次；2 周后加量为 100 mg，每日 1 次维持。

劳拉西泮片 0.25 mg，每日 3 次；1 周后调整为 0.125 mg，每日 3 次；2 周后停用。

乌灵胶囊 3 粒，每日 3 次，维持治疗到 8 周。

心理治疗：

认知行为治疗：改变错误的认知和行为方式，缓解情感症状，改善应对能力，增强服药依从性。

病情改变：

治疗 2 周：情绪改善，心悸发作次数及时间均减少，HAMD 评分 17 分，HAMA 评分 14 分。

治疗 4 周：情绪好转，偶有心悸，睡眠改善，HAMD 评分 11 分，减分率＞50%，临床治疗有效，HAMA 评分 7 分。

治疗 8 周：情绪平稳，无心悸发作，睡眠可，HAMD 评分 5 分，HAMA 评分 3 分，社会功能恢复良好，达到临床治愈。

近期随访：患者治疗依从性改善，服药不适感减少；情绪平稳，睡眠改善，HAMD≤7 分，HAMA≤7 分；心悸症状明显缓解，血压、血脂控制平稳；舍曲林、劳拉西泮、乌灵胶囊均已逐渐减量后停用；心内科药物逐渐减少并稳定：盐酸决奈达隆片 400 mg，每日 2 次；沙库巴曲缬沙坦钠片 50 mg，每日 1 次；盐酸地尔硫䓬片 39 mg，必要时服用。

三、 案例分析 ▶

现代医学模式已经从生物医学转变为生物-心理-社会医学模式，强调了社会因素及心理因素在疾病治疗中的重要性。近年来，双心问题受到越来越多的关注，其除了影响患者的生活质量、心血管疾病的治疗效果外，更要重视的是，不良情绪和心理问题会成为心血管疾病的原发病因和危险因素，同时还会作为诱发因素加速原有心血管疾病的进程，导致临床预后恶化。作为临床医生，我们要放弃管状视野。该患者有心血管疾病的症状和依据，但治疗效果不佳，此时我们需要考虑是否合并其他问题，心身同治，双管齐下，才能发挥更好的疗效。

四、专家点评 ▶

　　这是个典型的"双心"疾病的患者。患者既往有房颤、冠心病、高血压，经射频消融术后病情一度平稳，但后来出现反复胸闷、心悸症状，而常规治疗效果欠佳。心内科医生从生物-心理-社会角度评估患者，发现了患者的情绪问题，并和心身科医生一起，心身同治，患者症状得到缓解。

　　"双心"疾病是指患者有心血管异常的同时合并心理问题，心血管疾病与心理疾病之间存在相关性，精神心理问题可以引发或加重心血管疾病，心血管疾病的发生与发展同样会导致精神心理问题的出现。这里的"心"有两重含义：一是指心脏，一是指心理。简单来说，就是心脏与心理之间互相影响，导致心血管疾病和或心理疾病的发生或加重。"双心疾病"临床发病率较高，影响患者预后，作为心血管科医生，及时发现患者的心理问题，从心身同治的角度治疗患者非常重要。

　　　　　　　（点评专家：宁波大学附属第一医院 心身医学科　季蕴辛）

心灵松绑

山西省心血管病医院 神经内科　**胡琼**
山西省心血管病医院 心血管内科　**孙静**

▌一、病例就诊情况介绍 ▶

王某某，男，63岁，退休工人。主诉：行走步态不稳2天。

现病史：2020年6月13日晚突发行走步态不稳，尚可自行行走，不伴明显肢体无力、头晕等症，未诊治。14日上午8时活动中自觉右手麻木，右下肢沉重感，行走步态不稳明显，伴言语含糊，交流不受限，不伴头晕、耳鸣等症，症状持续存在不缓解。精神、睡眠差。

既往史：高血压病史30年，最高血压为180/110 mmHg，平素规律服用"替米沙坦"，血压控制在150/100 mmHg左右。发现血糖升高6年，未明确诊断。间断胸部不适2年余，多次于外院就诊，考虑"冠心病"，未曾行冠脉造影及冠脉CTA明确血管情况，平素规律服用"阿司匹林肠溶片、硝酸异山梨酯片、尼可地尔、丹参滴丸"，上述症状仍间断于静息及活动时出现，以静息时明显，发作时含服药物效欠佳。2014年患脑梗死，未留有明显后遗症。平素规律服用"阿司匹林肠溶片、阿托伐他汀钙片"。

患者住院前生活事件：2020年年初，一场突如其来的疫情打破了生活的宁静，2020年6月11日患者儿子所在社区进入隔离状态。

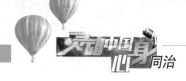

查体：神志清楚，言语略含糊，交流不受限，双眼球各向运动充分灵活，无眼震。双侧瞳孔等大等圆，直径约 3 mm，对光反射灵敏。双侧额纹对称，左侧鼻唇沟浅，伸舌不偏。右侧肢体轻瘫试验阳性，左侧肢体肌力 5 级，四肢肌张力适中。四肢腱反射（＋），右侧肢体痛觉减退，右侧指鼻试验、跟膝胫试验欠稳准。双侧巴宾斯基征未引出。

辅助检查：

头颅 CT：脑桥、双侧基底节区、侧脑室旁、右侧丘脑、右侧半卵圆中心腔隙性脑梗死。

头颅核磁 DWI：左侧丘脑急性期腔隙性脑梗死。

诊断：脑梗死、高血压 3 级（很高危）是否糖尿病？是否冠状动脉性心脏病？

二、 治疗经过 ▶

抗血小板聚集、抗动脉硬化、改善循环、康复锻炼等对症支持治疗。

治疗一周，疗效不佳：患者精神、食欲、睡眠差；频繁出现心前区不适。

得知可疑"脑动脉瘤"后，患者精神压力加大：一方面是疾病恐惧；二是经济负担加重；三是担心儿子安危。

诊断考虑：是否脑梗死加重？是否脑心综合征？是否急性冠脉综合征？或者其他病症？是否还可能是心理因素？

经查头颅核磁弥散，未提示病变加重。

心内科会诊：查体未见心肺异常。入院心电图大致正常，TNI、CK-MB 均正常，心脏彩超未见室壁运动异常、EF 值正常。既往有高血压及脑梗死，且此次入院发现血糖高。

初步考虑：胸部不适待诊冠心病？心血管神经症？

建议：① 继续抗血小板、调脂治疗；② 控制血压、血糖等危险因素；③ 观察病情，可行冠脉造影明确诊断。

治疗策略调整

调整一：明确诊断。

沟通协作，精准检查：动脉瘤？——全脑血管造影检查；冠心病？——冠脉造影。

① 影像学检查：

DSA（2020-06-25）：全脑血管造影检查未见明显异常。

冠脉造影（2020-6-25）：前降支中段 30％狭窄。

② 心理量表测评：

GAD-7 (患者健康问卷-7项) :12分

项目	没有	有几天	一半时间以上	几乎每天
感觉紧张，焦虑或急切	0	1	2	3
不能够停止或无法控制担心	0	1	2	3
对各种各样的事情担忧过多	0	1	2	3
很紧张，很难放松下来	0	1	2	3
非常焦躁，以至于无法静坐	0	1	2	3
变得容易烦恼或易被激怒	0	1	2	3
感到将有很可怕的事情发生而害怕	0	1	2	3

HAMA: 14分

PHQ-9 (患者健康问卷-9项) :15分

项目	没有	有几天	一半时间以上	几乎每天
做事时提不起劲或没有兴趣	0	1	2	3
感到心情低落，沮丧或绝望	0	1	2	3
入睡困难，睡不安或睡眠过多	0	1	2	3
感觉疲倦或没有活力	0	1	2	3
食欲不振或吃太多	0	1	2	3
觉得自己很糟糕或觉得自己很失败，或让自己、家人失望	0	1	2	3
对事物专注有困难，例如看报纸或看电视时	0	1	2	3
行动或说话速度缓慢到别人已经察觉？或刚好相反——变得比平时更烦躁或坐立不安，动来动去	0	1	2	3
有不如死掉或用某种方式伤害自己的念头	0	1	2	3

HAMD: 17分

调整二：药物调整。

调整药物方案：乌灵胶囊，3 粒，每日 3 次，口服。继续抗血小板聚集、调脂稳斑治疗。删减扩血管及改善心肌供血的药物。

健康宣教：饮食、运动、药物指导。

调整三：心理干预。

治疗效果：血糖、血压控制良好；头晕、胸部不适减轻；睡眠改善。

电话随访：

肢体无力改善；头晕、胸前区不适症状不明显；睡眠良好。

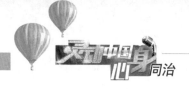

三、 案例分析 ▶

1. 分析病因，直击重点。
2. 关注心身，成功解锁。
3. 一药多效，事半功倍！

四、 专家点评 ▶

2020年的疫情让全世界人们都陷入了恐慌，随之带来的心身疾病发病率迅速增高。本病例的主人公，因担心处于疫情隔离状态的儿子的安危而诱发急性脑血管病，虽存在着多种心脑血管疾病的危险因素，而频繁出现的心前区不适症状不能完全解释，这时分析病因、抽丝剥茧、精准检查及治疗显得尤为重要。因为对因，所以有效。要做一个有情怀、有深度、有温度的医生，这也是本次病历报告的意义！

（点评专家：山西省心血管病医院 神经内科 韩彦青）

跌落的悲剧　飙升的血压

漯河市中心医院 高血压科　**吴莉**
漯河市中心医院 神经内科　**龙翠英**

■ 一、 病例就诊情况介绍 ▶

闫某，女，47岁，农民，初中学历。主诉：反复头晕1周。

现病史：患者1周前无明显诱因出现头晕，伴头部昏沉、头部紧箍感，无视物旋转、恶心、呕吐，无头痛、肢体无力，无阵发性心悸、大汗、面色苍白等不适，就诊当地医院，测血压为210/112 mmHg，口服"氨氯地平"，血压剧烈波动，头晕反复发作，性质同前，为求诊治，就诊我院。自发病以来，患者精神稍差，饮食可，大小便正常，体重无明显变化，近半年睡眠差，入睡困难、易醒、早醒。

既往史：否认心脏病、脑血管疾病史，否认糖尿病、肾病等病史，无外伤、手术、输血、献血史，无滥用药物史。

个人史：无特殊不良嗜好。平时做事认真，好胜心强，追求完美。月经生育史：月经正常，孕二产二，足月顺产。

家族史：父亲患"高血压病"，母亲健在，一姐一弟体健，一了一女体健。

入院查体：血压：190/112 mmHg；甲状腺无肿大，颈部、胸部及腹部未闻及血管杂音，心肺腹查体无明显异常，神经系统无阳性体征。

入院诊断：高血压病3级。同时排除了真性红细胞增多症、肾功能

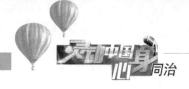
不全、甲亢等；排除了嗜铬细胞瘤、皮质醇增多症；排除了原发性醛固酮增多症；排除了肾动脉狭窄；排除了颅内病变。

二、 治疗经过 ▶

那么，这位患者血压飙升的原因到底是什么呢？

在和患者交谈的过程中，我们注意到患者存在情绪低落、忧郁、经常担忧害怕、思虑过度、焦虑易怒的情况，伴有头晕、头部紧箍感等躯体化症状，存在睡眠障碍，表现为入睡困难、易醒、早醒等，故考虑患者可能存在精神心理方面的问题。但是每当我们想要进一步了解的时候，患者总是避而不谈，她总是说："我没什么好担忧的，我生活得很好。"我们发现她有一个小动作，每次她这样说的时候，她眼睛的余光总是悄悄地瞟向身旁的女儿。于是我们请患者的女儿回避一下，和患者单独谈一谈。她终于敞开心扉，原来，她的女儿是一名空乘。她说："吴医生，您也看到了，我的女儿她非常优秀，一直都是我的骄傲，但是因为她条件太好了，一直没有找到合适的对象，所以我一直担心焦虑她的婚姻大事，这半年都睡不好。"

难道患者只因为担心焦虑女儿的婚姻大事就导致血压的飙升了吗？

进一步探索：

2022 年 3 月 21 日，东航的一架飞机在短时间之内从高空急速坠落，造成"3·21"东航坠机事故。空难发生之后，飞机上的乘客及机组人员全部遇难、无一生还。这件事情发生之后，患者彻夜难眠，有一个想法在患者脑海中反复萦绕：女儿说不定哪天就出事了。患者更加焦虑担心。

综合评估患者病情后，考虑患者可能存在焦虑抑郁状态，请神经内科会诊，给予量表评估，PHQ-9 和 GAD-7 评分结果提示患者存在中度抑郁和中度焦虑。

患者心理健康状态问卷

姓名： 性别： 女 所用药物： 日期 2019 第 _1_ 次就医
教育程度： 病程： _/_ 科室： _心内科_ 以往病史： 电话： _/_

过去的两周内，是否有以下情况以及影响的程度如何？（用 ✓ 表示你的回答）

PHQ 9 项评估表

总分：0-4 正常；5-7 抑郁倾向；8-14 轻度抑郁；15-21 中度；22-27 重度

	从没有	有几天	一半天数以上	几乎每天
1 对事情没有兴趣	0	1	2 ✓	3
2 感到情绪低下，抑郁，没有希望	0	1	2 ✓	3
3 无法入睡或睡眠时间过长	0	1	2 ✓	3
4 感到疲倦或没有精力	0	1	2 ✓	3
5 没有胃口或狂吃	0	1	2 ✓	3
6 感到对自己内疚或感到自己是失败者或造成家人不成功	0	1 ✓	2	3
7 做事时无法精力集中，如读报或看电视	0	1 ✓	2	3
8 走动或说话相当缓慢或超出寻常的兴奋或激动	0 ✓	1	2	3
9 想到最好死了算了或自我伤害	0	1 ✓	2	3

总分 _16_

GAD7 项评估表

总分：0-4 正常；5-6 焦虑倾向；7-10 轻度焦虑；11-17 中度；18-21 重度

	从没有天	有几天	一半天数以上	几乎每天
1 感到不安、担心、烦躁或者易怒	0	1	2	3 ✓
2 不能停止或无法控制担心	0	1	2	3 ✓
3 对各种各样的事情担忧过多	0	1	2	3 ✓
4 很紧张，无法放松	0	1	2 ✓	3
5 非常焦躁，以至无法静坐	0	1	2	3
6 变得很易怒或激动	0	1	2 ✓	3
7 担忧会有不祥的事情发生	0	1 ✓	2	3

总分 _16_

备注：以上出现的任何状况，对你在工作、家庭生活以及与人相处中是否造成困难？程度如何？请打勾

完全不困难：
有些困难：
非常困难：
极其困难：

修正诊断：高血压病 3 级，焦虑抑郁状态。

心理治疗（认知行为治疗）：为了打消患者的顾虑，我们以实际的数据来分析，每年大约有 110 人死于飞行事故，而汽车等交通事故中，死亡人数达到 43 200 人，远远超过飞行事故的死亡人数。数据显示，一架飞机发生重大事故的概率大约为三百万分之一。所以飞机是最安全的交通工具之一。

放松治疗：正念呼吸疗法、蝴蝶拍等简单易行的放松治疗。

药物治疗：抗焦虑抑郁治疗：氟伏沙明，50 mg 睡前口服，三天后加量为 100 mg 睡前口服；乌灵胶囊，每次 3 粒，每天三次；艾司唑仑，1 mg，睡前口服。

营养治疗：低盐低脂饮食，避免饮茶及咖啡等可能影响睡眠的食物。

运动治疗：适当进行有氧运动。

持续随访：综合治疗 2 周后患者睡眠改善，每晚睡眠总时长约 7 小时，头晕等躯体化症状缓解，焦躁症状明显好转。而且，她也能安心地让女儿去工作了。患者血压逐渐下降，拉西地平减量为每天半片，血压控制在（120～130）/（80～85）mmHg。出院 4 周后复诊，患者应用小剂量拉西地平的情况下，血压控制非常好，在（110～125）/（75～80）mmHg。患者焦虑症状进一步好转，睡眠质量可，情绪状态明显好转。

最近随访：复查 PHQ‐9 量表评分降为 3 分，GAD‐7 评分降为 4 分。患者已经停用拉西地平分散片，血压完全正常。

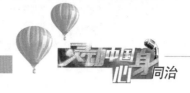

▌三、 案例分析 ▶

很多精神心理疾病患者因为躯体化症状突出而就诊综合医院，在诊疗工作中，临床医生应注意辨识精神心理疾病；明确诊断后给予规范的药物、心理等综合治疗，使患者得到心身康复。

▌四、 专家点评 ▶

这是一例临床中常见的高血压病例，但对于发作性血压升高的患者，并不是直接只给予降压药进行降压治疗，而是首先要通过相关检查手段筛查常见的继发性高血压，并重视其精神心理问题，抽丝剥茧，像侦探一样寻找患者血压升高的真正病因，由心及身，对因治疗，效果显著。在综合医院就诊的患者中精神心理疾病与躯体疾病共病的发生率远高于一般人群，多数高血压患者存在心身疾病，此病例为大家提供了生动实用的双心疾病案例。

（点评专家：漯河市中心医院 高血压科　谢桥涛）

16 岁男孩高血压背后的秘密

漯河市中心医院 高血压科　**黄亚博**
漯河市召陵区人民医院 神经内科　**史颜颜**

▌一、病例就诊情况介绍 ▶

刘某某，男，16 岁，中专学生。主诉：发现血压高 4 天，心悸 10 小时。

现病史：4 天前体检时发现血压高，测血压为 180/123 mmHg，无头晕、头痛、耳鸣、视物旋转等症状，就诊于当地医院，完善头颅、肾上腺 CT 无异常，未药物治疗，建议进一步明确高血压的病因，因故未进一步检查，随后自测血压波动在（140～160）/（70～100）mmHg。10 小时前（凌晨 1 点）突然出现心悸、出汗、肢体麻木感，至我院急诊，测血压 175/105 mmHg，完善心肌酶、心电图、电解质等无异常，建议患者住院，患者拒绝，于早上 7：00 自行离院。上午 10：00 再次返院，至我科门诊就诊，测血压 173/108 mmHg，以"高血压（3 级）"收治入院。自发病以来，患者精神差，饮食欠佳，小便正常，大便次数增多，体重无明显变化。

既往史、个人史、家族史：均无特殊。

入院查体：血压：171/101 mmHg，心率：95 次/分，身高：178 cm，体重：86 kg，BMI：27.14 kg/m²；甲状腺无肿大，颈部、胸部及腹部未闻及血管杂音，心肺腹查体无明显异常，神经系统无阳性

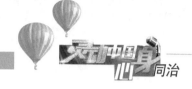

体征。

入院诊断：高血压 3 级；心悸待查。

继发性高血压排查：

血常规、尿常规无异常；血糖、肝功能正常；肾功能、电解质、甲状腺功能：正常。由此排除了真性红细胞增多症、肾功能不全、甲亢等。

FMN：19.3 pg/ml，FNMN：135.6 pg/ml；皮质醇节律无异常；ACTH 无异常。由此排除了嗜铬细胞瘤、皮质醇增多症。

醛固酮/肾素：0.194 0（卧位）、0.223（立位）。由此排除了原发性醛固酮增多症。

双肾动脉 MRA 未见明显异常。由此排除了肾动脉狭窄。

踝臂指数：未见明显异常。由此排除了主动脉缩窄。

排除了"白大衣"高血压。

于是思考：在排除了 17α-羟化酶缺乏症、11β-羟化酶缺乏症、白大衣高血压、甲状腺功能异常、主动脉缩窄等一系列青少年常见的继发性高血压病因后，面对这样一位只有 16 岁的孩子，就可以进一步诊断为"原发性高血压"直接进行降压药物干预了吗？

寻找线索：我们再次梳理这个孩子就诊的时间线，他凌晨 1 点到我院急诊就诊，早上 7 点自行离院，上午 10 点再次返院。上午 7 点到 10 点，中间间隔了 3 个小时。这 3 个小时，他去干了什么事情呢？

进一步探索：据他回忆，他 2 周前被自家宠物狗咬了一下，皮肤也没有破损，就简单冲洗消毒了一下。但是前几天他在网上看到有人被狗咬了以后得了"狂犬病"，今天早上他自己出现了肢体麻木，就着急去打疫苗了。这个孩子会是因为害怕得"狂犬病"引起血压如此之高吗？有这个可能！因为精神心理疾病是常见的继发性高血压病因。综合评估患者病情后，请神经内科会诊，给予量表评估，PHQ9 和 GAD7 评分结果提示患者存在轻度抑郁和重度焦虑。

PHQ 9 项评估表

总分：0~4 正常；5~7 抑郁倾向；8~14 轻度抑郁；15~21 中度；22~27 重度

	从没有	有 几 天	一 半 天 数 以 上	几 平 每天
1 对事情没有兴趣	0	✓	2	3
2 感到情绪低下，抑郁，没有希望	0	✓	2	3
3 无法入睡或睡眠时间过长	0	✓	2	3
4 感到疲倦或没有精力	0	1	✓	3
5 没有胃口或狂吃	0	✓	2	3
6 感到对自己内疚或感到自己是失败者或造成家人不成功	0	1	✓	3
7 做事时无法精力集中，如读报或看电视	0	1	✓	3
8 走动或说话相当慢或超出寻常的兴奋和走动	0	1	✓	3
9 想到最好死了算了或自我伤害	0	✓1	2	3

总分 13

GAD7 项评估表

总分：0~4 正常；5~6 焦虑倾向；7~10 轻度焦虑；11~17 中度；18~21 重度

	从没有	有 几 天	一 半 天 数 以 上	几 平 每天
1 感到不安、担心、烦躁或者易怒	0	1	2	✓3
2 不能停止或无法控制担心	0	1	2	✓
3 对各种各样的事情担忧过多	0	1	2	✓
4 很紧张，无法放松	0	1	2	✓
5 非常焦躁，以至无法静坐	0	1	2	✓
6 变得很易怒或躁动	0	1	2	✓
7 担忧会有不祥的事情发生	0	1	2	✓

总分 21

再次思考：仅仅因为害怕得狂犬病就引起重度焦虑吗？

继续探究病因：于是就请我们高血压科谢桥涛主任进一步与这个患者进行沟通。了解到他在 1 个多月前有和"站街女"发生性关系。之后，这个孩子就一直担心自己得"传染病"，特别是"艾滋病"，逐渐出现失眠、焦虑、多汗等症状。

多方面沟通：① 医务科备案；② 咨询我们医院的法律顾问；③ 与孩子父母私下沟通、协商。

修正诊断：继发性高血压；高血压 3 级；焦虑抑郁状态。

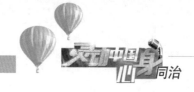

▌二、治疗经过 ▶

心理治疗（认知行为治疗）：我们告知这个孩子：数据表明，男用乳胶安全套对艾滋病毒及其他性传播感染的防护率在85％以上，他当时有采取保护措施，而且现有诊断技术检测HIV抗体、抗原和核酸的窗口期分别为感染后的3周、2周和1周左右，他在1个多月来多次进行"传染病"检查均为阴性，感染"传染病"的风险已经很小了。

放松治疗：正念呼吸疗法、蝴蝶拍等简单易行的放松治疗。

药物治疗：帕罗西汀20 mg，每日1次；乌灵胶囊，每次3粒，每日3次；艾司唑仑片0.5 mg，每日3次；氯沙坦钾50 mg，每日1次。

营养治疗：低盐低脂饮食，避免饮料。

运动治疗：适当进行有氧运动。

持续随访：综合治疗2周后患者心悸症状缓解，焦躁症状、出汗明显好转。服用氯沙坦钾25 mg，每日1次，监测血压控制在（120～140）/（80～90）mmHg。

最近随访：复查PHQ9量表评分降为10分，GAD7评分降为7分。患者已经停用了降压药物，血压完全正常。

▌三、案例分析 ▶

很多精神心理疾病患者因为躯体化症状突出而就诊综合医院，在诊疗工作中，临床医生应注意辨识精神心理疾病；明确诊断后给予规范的药物、心理等综合治疗，使患者得到心身康复。

四、专家点评 ▶

　　首先，这个孩子的诊疗过程启示我们临床医师在问诊过程中，要注意努力发现患者"不想说的秘密"，才能最终发现"高血压背后的真相"。其次，对于高血压患者，特别是青少年高血压患者，临床医师要把握好适应证，不要急于直接给予降压药进行降压治疗，而是要通过相关检查手段筛查常见的继发性高血压，并同时重视其精神心理问题，寻找患者血压升高的真正病因，由心及身，对因治疗，效果显著。这是一个典型的精神压力相关性高血压病例，对于临床有很好的启示作用。

（点评专家：漯河市中心医院 高血压科　谢桥涛）

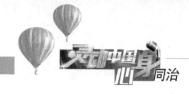

纵然心有千千结又奈谁人解
——一例"双心"疾病患者的诊治

蚌埠医科大学第一附属医院 心血管科 **陈耀**
蚌埠医科大学第一附属医院 精神科 **孔思瑾**

■ 一、病例就诊情况介绍 ▶

赵某某，男，43岁，某三甲医院 ICU 主任医师，医学博士。主诉：反复心悸、胸闷胸痛、头晕 2 年，加重 2 周。

现病史：患者于 2 年前开始出现反复的心前区刺痛，与活动无明显相关性，疼痛位置不固定，且伴有头晕、乏力、胸闷、心悸等症状。

既往史：无高血压、无糖尿病、无甲状腺相关疾病。

家族史：无特殊。

个人史：无烟酒等不良嗜好，常熬夜。

院前检查：2 年内多次胸片、胸部 CT、头颅 MRI 及 MRA、冠脉 CTA 均无明显异常。

此外，自述之前胃镜、血气分析、腹部超声等检查均无异常。

入院检查：

BNP 及心肌酶谱无异常；

甲状腺功能正常；

肝肾功能正常，甘油三酯轻度升高；

血常规基本正常；

心脏彩超正常；

心电图：ST-T 轻度改变；

动态心电图：

- 平均心率：78 次/分；

- 室性节律：1 322 次/24 小时，呈单形性；

- 房性节律：122 次/24 小时；

- 心率变异性：正常；

- 心动过缓：无；

- ST 段分析：无缺血性改变。

CAG 及 QFR：LAD 近段狭窄 67%（面积狭窄率），QFR（依赖造影的血流储备分析）：0.89。

■ 二、 治疗经过 ▶

初步诊断：冠状动脉粥样硬化性心脏病；心律失常：频发室早。

药物治疗：阿司匹林 0.1 g，每日 1 次；阿托伐他汀 10 mg，每日 1 次；胺碘酮 0.2 g，bid；厄贝沙坦 75 mg，每日 1 次。

1 个月时随访：患者动态心电图提示室早明显减少（318 次/24 小时），但患者主诉症状反而加重，仍反复出现心悸、多部位游走性疼痛，且时有多汗、胃肠道不适，同时出现明显入睡困难，睡眠质量减低。且患者出现不信任情绪，认为医务人员对其疾病情况进行了隐瞒。

进行心理学评估：汉密尔顿焦虑量表（HAMA）：21 分（明显焦虑）；汉密尔顿抑郁量表（HAMD-17）：17 分（可能抑郁）；匹兹堡睡眠质量指数（PSQI）：15 分（中度睡眠问题）。

心理学诊断为：躯体痛苦障碍（bodily distress disorder，BDD）。

药物治疗调整：停胺碘酮，改美托洛尔缓释片 47.5 mg 每日 1 次，联合使用：度洛西汀 30 mg，每日 1 次，调整为 30 mg，每日 2 次；右佐匹克隆 3 mg，每晚 1 次；乌灵胶囊 3 粒，每日 3 次。

3 个月时再次随访。

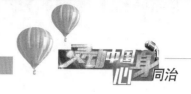

住院时、出院 1 个月、出院 3 个月的各种情况对比如下：

	住院时	出院 1 个月	出院 3 个月
症状	胸闷、心悸、失眠、乏力、困倦、精神欠佳	胸闷、心悸症状明显减轻，活动较前明显增加，睡眠改善，白天精神改善	无明显症状、无睡眠障碍
体重/BMI	46 kg/18.19		49 kg/19.38
HAMA 评分	/	20 分	8 分
HAMD 评分	/	19 分	6 分
总睡眠时间	6～7 h	5～6 h	6～7 h
觉醒次数	0 次	0～1 次	0 次
阿森斯失眠量表评分	3 分（正常）	7 分（可疑失眠）	2 分（正常）
Holter（室早）	1 322 次/24 小时	318 次/24 小时	3 次/24 小时
胸痛次数	＞3 次/日	＞3 次/日	基本消失
治疗方案	双抗＋他汀＋胺碘酮	单抗＋他汀＋美托洛尔＋度洛西汀＋乌灵胶囊	单抗＋他汀＋美托洛尔＋度洛西汀＋乌灵胶囊

三、案例分析 ▶

作为心血管专科医生要对患者的双心疾病有一定判断和认识。双心疾病相互影响，需要双心同治才能打破恶性循环，带来全身获益。双心疾病的治疗中，可以更多地发挥中医中药辨证施治的优势。其中，乌灵胶囊可以使 GABA 合成增加，提高 GABA 受体活性，增强中枢镇静作用，在双心治疗中有很好的协同效果。

四、专家点评 ▶

躯体痛苦障碍是 ICD-11 诊断系统的最新命名，在 ICD-10 诊断系统中称为躯体形式障碍。此类疾病的特征是个体的躯体体验发生的紊乱，出现让个体感到痛苦的躯体症状，以及对之过度的关注。这种关注程度明显超出所患躯体疾病的性质和严重程度，而导致反复地就医。对躯体症状的担心不因正常的医学检查和医生的解释而减轻，所受的躯体症状的困扰和先占观念造成患者社会功能的受损。对于躯体痛苦障碍的患者，应采取综合性的治疗方案，治疗的初期目标是减少新的症状产生，降低对专科治疗的渴求。早期在建立良好的医患关系和全面评估患者社会-心理-生物学因素的同时，需注意处理患者的病痛并预防医源性的损害。长期目标是通过心理治疗的手段，提高患者自知力，帮助他们找到更多的乐趣，更好地管理自己的生活。不同于重性精神疾病，躯体痛苦障碍的治疗更强调心理治疗。就本案例而言，认知行为治疗取向的系统心理治疗是一个较好的选择，同时联合 SNRIs 类药物、rTMS 物理治疗、乌灵胶囊中药制剂等，以获得更好的疗效。

（点评专家：蚌埠医科大学第一附属医院　屈洪党）

【拓展阅读】

2021 年 1 月，美国心脏协会（AHA）发布"精神健康、身心健康及大脑-心脏-身体关联"科学声明，这可称得上是美国版的"双心医学"声明，声明建议：对于心血管高风险者，临床医生应常规评估心理和精神健康。

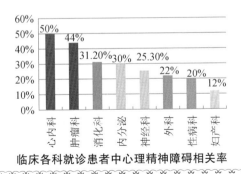

临床各科就诊患者中心理精神障碍相关率

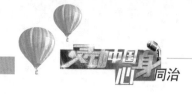

心心相印

浙江大学医学院附属邵逸夫医院 心内科　**邵蕾**

浙江大学医学院附属邵逸夫医院 精神卫生科　**戴璐璘**

■ 一、 病例就诊情况介绍 ▶

缪某某，女，54岁，会计，文化程度大专。主诉：反复胸闷1年，加重1个月。

现病史：1年多前无明显诱因下出现胸闷，不剧能忍，自诉活动后加重，偶有右侧背痛，不剧可自行缓解，伴乏力，无咳嗽咳痰，无胸痛，无头晕黑矇，无反酸呃逆等症状，未予以重视。1月前患者新冠感染后自觉活动后胸闷加重。

既往史：既往高血压10年余，口服复代文（缬沙坦氢氯噻嗪片）治疗，血压正常范围；眠差数年，未诊治；4年前偶有胸闷、心悸，多发生于情绪激动后，3年前开始多次心内科就诊，检验检查无殊，同时期常失眠，睡前多思多虑，当时日间精力尚可。数年前反复神经性皮炎，有时可自愈。1年前我院右侧乳房结节切除术。1年前外院诊断反流性食管炎，多次复发，抑酸等治疗效果一般。

个人史：病前性格要强，对自我及他人要求高。

家族史：无特殊。

入院查体：血压：127/80 mmHg，脉搏：91次/分，体温（耳）：

36.3 ℃，呼吸：18 次/分，血糖：10 mmol/L。神清，口唇无紫绀，双肺呼吸音清，右侧乳房可见 3 cm 瘢痕；心界无明显扩大，未见抬举性心尖搏动，心律齐，心前区未闻及病理性杂音；腹平软，无压痛及反跳痛，双下肢无水肿，病理征阴性。

辅助检查：

心电图：窦性心律。

动态心电图：偶发房性早搏。

心脏疾病心超专科化评估：轻度三尖瓣、二尖瓣反流。

双侧颈动脉彩超检查：双侧颈动脉内膜毛糙增厚伴左侧斑块形成。

冠脉造影：左冠状动脉：左主干未见狭窄，前降支近中段 30% 狭窄，中段 20% 狭窄，回旋支未见狭窄。右冠状动脉：右冠近段 30% 狭窄。

CBC、TNI、Pro-BNP、凝血功能、D-Di、动脉血气、甲状腺功能、性激素等无殊。

诊断：① 焦虑状态；② 冠状动脉粥样硬化；③ 颈动脉斑块；④ 高血压病（2 级，高危组）。

二、治疗经过 ▶

1. 抗血小板聚集、调脂稳斑、降压。

2. 劳拉西泮，每晚 1 片，共 1 周，改善睡眠及精神焦虑。

3. 中药治疗：乌灵胶囊，每次 3 粒，每日 3 次。

随访：出院 1 个月专病门诊随访，焦虑抑郁改善 50% 以上，睡眠改善 30%，日间精神状态明显改善，已停用劳拉西泮，继续服用乌灵胶囊。3 个月后复查汉密尔顿焦虑、汉密尔顿抑郁及匹兹堡睡眠指数量表。

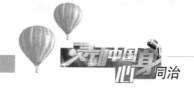

三、 案例分析 ▶

"新冠"疫情的大背景下，功能性胸闷患者屡见不鲜，对于此类疾病的诊断需要结合影像学及功能学的评估！

在关注器质性疾病的同时不忘关注情绪问题！

个体化综合治疗，乌灵胶囊接受度高，改善睡眠和情绪！

治身不忘治心，心身同治效果更佳！

四、 专家点评 ▶

对以心理疾病为主引起的心血管问题及以心血管表现来就诊的患者，"双心"科医生应该知道怎样诊断与治疗。

（点评专家：河南中医药大学第一附属医院　苏慧敏）

发病率高的"双心"病例更多发生在老师和会计身上，职业相关性比较大。此病例 54 岁又刚好更年期，可以追溯一下发病机制。不仅要了解这个病情，还要了解这个病人，还有她/他身上发生的事！"双心"的胸痛和心脏病的心痛不一样，要区分好，以便更好地诊断。

（点评专家：空军军医大学第一附属医院　司瑞）

神经内科案例

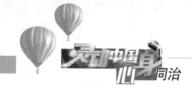

晕海浮沉，谁是罪魁祸首？

中南大学湘雅二医院 神经内科　**周芳芳**

中南大学湘雅二医院 精神科　**李素娟**

■ 一、 病例就诊情况介绍 ▶

杨某某，女，59岁，职工，大专学历。主诉：头晕4个月余。

现病史：患者于4个月前睡眠中突发头晕，视物旋转、恶心呕吐，不伴耳鸣、耳部闷胀感及听力下降。在当地医院住院，考虑"后循环缺血"予以输液治疗3天后，眩晕好转。仍感持续头昏不适，平卧位症状可缓解，行走及头部活动后头昏明显加重，伴行走时恐惧、不稳感，因此不敢外出活动。患者因头晕反复就诊，效果不佳。患者起病以来，精神、睡眠欠佳。二便正常，体重下降5 kg。

既往史、个人史、家族史：无特殊。

体格检查：体温：36.6 ℃，脉搏：86次/分，呼吸：18次/分，血压：132/80 mmHg，神志清楚，精神稍差，疲倦，面容焦虑痛苦，心肺听诊未见异常，腹软，肝脾肋下未及，双下肢不肿。神经系统检查：神清，语利，高级智能及颅神经检查无异常。四肢肌力5级，肌张力正常，四肢腱反射对称，双侧病理征阴性。四肢深浅感觉未见异常。脑膜刺激征阴性。

眩晕相关查体：OTR阴性。无自发眼震，摇头后可见轻微左向水平眼震。眼球各方向活动到位，无明显凝视性眼震。甩头试验右侧阳性。Romberg 征阴性。双耳听力粗测正常。

辅助检查：头部 MRI＋MRA，颈动脉及椎动脉彩超均大致正常；眼震视图无明显自发眼震，但患者摇头后可见左侧水平眼震，提示双侧前庭功能不平衡，右侧前庭功能低下。视频头脉冲示右侧水平及右后半规管增益下降，可见显性扫视波，明确提示右侧周围前庭损害。

二、 治疗经过 ▶

治疗头晕：

结合患者病史及查体考虑诊断为"前庭神经炎（动态失代偿期）"。治疗上予以倍他司汀及前庭康复治疗。患者 1 个月后复诊，头晕无明显改善，每日仍有头昏不适，平卧时头晕症状不明显，行走时症状加重，伴行走时不稳定感，在逛超市及人多嘈杂环境下头晕进一步加重明显。再次完善了眩晕相关检查，患者无自发眼震，摇头后眼震阴性。视频头脉冲试验发现患者右水平及右后半规管增益较前恢复。

患者眩晕查体及视频头脉冲结果提示患者前庭功能好转，但是患者的头晕症状却没有改善，矛盾的结果使得另一个诊断："持续性姿势—知觉性头晕"（PPPD）映入脑海。进一步完善焦虑抑郁自评量表，焦虑自评量表（SAS）：71 分（重度焦虚）；抑郁自评量表（SDS）：54 分（轻度抑郁）。修正诊断为：① 持续性姿势—知觉性头晕（PPPD）；② 焦虑状态。建议精神科联合会诊治疗，患者拒绝。予调整治疗策略为氟哌噻吨美利曲辛片 10 mg，每日 2 次，以及唑吡坦 5 mg，每晚一次，改善情绪及睡眠。

使用该方案 1 个月后患者再次门诊就诊，戏剧性地反馈用药前两周效果显著，但近半个月再次出现头晕，是氟哌噻吨美利曲辛片失效了吗？再次动员患者精神科就诊，患者最终接受了这个建议。

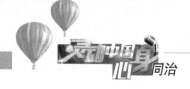

第二阶段精神科诊治：

和很多临床常见的案例一样，患者历经波折后终于愿意面对情绪相关的问题，来到了精神科。

再次回顾病史：患者近几年常易因小事紧张、担心，半年前眩晕发作后表现更易紧张担心，害怕再次出现这样的感觉，时常感到头晕，故多家医院反复多次就医，十分关注自己的健康状况，担心自己得了很严重的疾病，担心药物依赖，担心药物副作用等。伴头晕、心慌、易出汗等多处躯体不适。食欲下降，睡眠差，入睡困难，中途易醒。注意力难以集中，工作效率下降。病前性格：急躁外向。

精神状况检查：意识清楚，定向准确，接触交谈主动合作，主动诉说病情，自知力部分存在。未查及明显的幻觉、妄想及感知觉综合障碍。情感反应大致协调，情绪显焦虑，紧张担心多，否认既往持续的情感高涨及低落史。意志行为活动病理性增强，反复多次就医，极其关注身体健康，本能活动减退，饮食睡眠均差，否认冲动、伤人、毁物及自伤自杀的想法及行为。

心理量表测评：艾森克人格问卷（EPQ）显示神经质 23 分、内外向 16 分、精神质 10 分、掩饰性 5 分，神经质及内外向分数较高、掩饰性较低，提示存在情绪相关问题，且结果相对可靠；汉密尔顿焦虑量表 34 分提示重度焦虑；汉密尔顿抑郁量表 17 分提示可能有轻度的抑郁。

多导睡眠监测：① 睡眠潜伏期 73 分钟，REM 睡眠潜伏期 82.5 分钟，总睡眠时间 356 分钟，睡眠有效率 55.87%；② 各阶段睡眠比例：N1：22.47%，N2：56.91%，N3：9.04%，REM：11.57%；③ 睡眠过程有 83 次觉醒，并发现 116 次微觉醒；④ 呼吸暂停低通气指数（AHI）0.69，不符合睡眠呼吸暂停低通气综合征。结果显示患者存在明显的入睡困难、睡眠结构紊乱和睡眠片段化，相较正常情况浅睡眠的 N1 占比增多，深睡眠的 N3 和 REM 期占比减少，深浅睡眠比例失调。

补充诊断：广泛性焦虑障碍。

治疗：逐渐减停黛力新，换用 PPPD 和广泛性焦虑均推荐的草酸艾司西酞普兰片，10 mg，每日 1 次起始，渐加至 20 mg，每日 1 次；针对患者的睡眠问题，换用既能诱导睡眠，又能调整睡眠结构的阿戈美拉汀治疗；同时这个患者还有另一个特点，就是情绪比较焦虑，担心药物副作用、担心依赖，对中成药信任度高，所以辅以乌灵胶囊 3 粒，每日 3 次，调节睡眠、改善焦虑。心理治疗方面，选择认知行为治疗进行辅助。

后续随访：逐渐减停黛力新，将草酸艾司西酞普兰片加至治疗剂量维持后，患者睡眠最先出现改善，随后情绪及头晕也逐步得到缓解，经该方案治疗 4 个月后逐步回归工作状态。

■ 三、案例分析 ▶

PPPD 主要有心因型、神经耳源性和交互型三种，几乎各占 1/3。心因型主要由原发性精神疾病造成；神经耳源性主要由神经耳源性疾病造成；交互型是精神行为性疾病和躯体疾病交互作用所致。患者在精神科明确情绪相关的诊断后，再次考虑患者的 PPPD 分型，认为其满足交互型的特征。考虑到患者合并焦虑症，需要专科诊疗，建议患者精神科就诊。

关于广泛性焦虑障碍：根据前文所述 DSM-5 诊断标准，该患者符合"广泛性焦虑障碍"诊断，广泛性焦虑强调全病程管理，治疗分为急性期 12 周、巩固期 2—6 个月和维持期至少 12 个月；指南推荐了一些可选择的治疗药物，一线推荐包括艾司西酞普兰、文拉法辛、帕罗西汀和舍曲林。根据该患者的实际情况，为其选择了 PPPD 和广泛性焦虑均推荐的草酸艾司西酞普兰片进行治疗，同时配合心理治疗。

辩证看待氟哌噻吨美利曲辛的使用：① 神经内科用药理由：病人辗转多个医院，已经对疾病和医生都失去了信心，SSRIs 类药物通常起效慢，前期有可能加重头晕及胃肠道不适，可能造成患者不能坚持用药。黛力新成分主要是氟哌噻吨和美利曲辛，通常可以快速起效，为尽

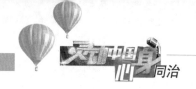

快控制症状，增强患者的依从性选择该药，1个月以后可根据患者情况调整方案，换用 SSRIs 类药物。② 精神科医生换药理由：氟哌噻吨美利曲辛疗效不持久；撤药反应大；缺乏循证证据；与其他药物交互作用多。

如何兼顾睡眠问题：睡眠是一门复杂的科学，都是睡不好，不同患者却有不同的特点。简单来说，睡眠是有一定的节律和分期的，它分为 REM 期和 NREM 期，NREM 中还有深睡、浅睡之分。睡眠差的患者有不同的表现，有的是睡眠诱导阶段出现问题，入睡困难；有的是睡眠维持困难，中途易醒、早醒；还有些更为特别的会有夜惊、睡行等等特殊的改变。所以我们推荐患者完善睡眠监测，明确睡眠情况，以便针对性地解决问题。针对该患者的睡眠问题，本案例中逐渐将传统的苯二氮䓬类换用为阿戈美拉汀＋乌灵胶囊，既能诱导睡眠，又能调整睡眠结构，也避免了长期使用产生依赖及乏力嗜睡等副作用；同时，该患者并非单纯失眠，情绪显焦虑，担心药物副作用、担心依赖，对中成药信任度高，所以乌灵胶囊成为合适的选择。

四、专家点评 ▶

该案例充分体现了心身同治的必要性。

患者以眩晕为主诉起病，初次就诊时查及左侧水平眼震，提示双侧前庭功能不平衡，右侧前庭功能低下。视频头脉冲示右侧水平及右后半规管增益下降，可见显性扫视波，明确提示右侧周围前庭损害。治疗后客观检查数据改善，前庭功能好转，但仍存在持续性头晕，在逛超市及人多嘈杂环境下头晕进一步加重。矛盾的结果推动临床医生重新审视诊治过程，临床实际诊疗的复杂性要求我们时刻保持警觉，不拘泥于传统诊断、既往诊断。

（点评专家：中南大学湘雅二医院 神经内科　阳彬彬）

"帕"——不怕?

苏州大学附属第二医院 神经内科　沈赟　胡华

■ 一、 病例就诊情况介绍 ▶

丁某某，男，63 岁，大专文化。主诉：双下肢夜间不适 3 年。

现病史：患者 5 年前无明显诱因下出现右上肢不自主抖动，并逐渐扩展至左上肢。行走欠稳，偶有摔跤。近 3 年来症状逐渐加重，起步和夜间翻身困难，运动症状控制欠佳。既往有便秘 20 年余，有嗅觉减退，饮食可，睡眠差，主要为入睡困难。

既往史、个人史、家族史：无特殊。

查体：

一般情况：神志清，精神可，情绪低落，卧位血压 110/60 mmHg，立位血压 105/60 mmHg。

运动系统检查：前倾、面具脸，双上肢及下颌静止性震颤，颈部和四肢肌张力增高，行走无摆臂，慌张步态，写字过小征，后拉试验阳性。

精神查体：接触合作，语音低、语速慢，思维有序，无幻觉、妄想，躯体不适多，情绪低落，有求治愿望。

其他：颅神经查体可，双侧指鼻试验阴性，双侧腱反射对称，感觉正常，病理反射未引出。

辅助检查：

实验室检查：血、尿、粪三大常规：正常。血液学检查：正常。铁蛋白：正常（88.43 ng/ml）。

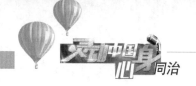

TCS（经颅多普勒超声）、头颅 MRI、多导睡眠监测均正常。

量表评估：

睡眠量表：ESS 12 分，PSQI 7 分。

焦虑评估：HAMA（14 项）评分 13 分。

抑郁评估：HAMD（24 项）评分 18 分（轻度抑郁）。

诊断：① 帕金森病；② 不安腿综合征；③ 抑郁状态。

二、治疗经过 ▶

第一周：多巴丝肼片，125 mg，每日 3 次（餐前 1 小时）；普拉克索 0.125 mg，每日 3 次。

第 2～4 周：多巴丝肼片，187.5 mg，每日 3 次（餐前 1 小时）；普拉克索 0.25 mg，每日 3 次。

治疗瓶颈期：患者的抑郁情绪仍需改善，进行合理的药物选择。改进治疗策略：

① 纠正对疾病的错误认知、加强患者的运动及生活方式管理、增强患者的社会支持系统；② 药物：乌灵胶囊，每次 3 粒，每日 3 次。

至第八周，情况如下：

治疗时间	治疗方案	
	药品名称	用法用量
第八周	多巴丝肼片	187.5 mg，每日 3 次
	普拉克索	0.5 mg，每日 3 次
	乌灵胶囊	3 粒，每日 3 次
	CBT 治疗	每周 1 次

评分时间	UPDRS Ⅲ（关）	RLS 严重程度自评量表（IRLSSG）	HAMD 评分	HAMA 评分	疗效评价
入院前	51	33（非常严重）	18	13	
第八周	26	6（轻度）	7	6	症状、情绪均有改善

随访：患者一般情况可，虽然随着疾病时间增加，患者的用药剂量也在逐步调整，但总体生活质量也是令他满意的，在积极服药的同时，也自学了"太极""八段锦"。患者目前是当地帕金森病病友群群主，获得了许多"帕友"的尊重。

三、案例分析 ▶

帕金森病合并各种非运动症状，常见睡眠障碍和情绪障碍；传统的抗帕药物能较好改善运动症状及非运动症状（不宁腿综合征、抑郁情绪），帕金森病的抗抑郁药物选择需多斟酌；注重认知行为治疗。乌灵胶囊单用或联用，可以改善帕金森病抑郁症状。

四、专家点评 ▶

帕金森病是既简单又复杂的疾病，该病涉及的解剖学相对较少，但其临床表现复杂，病程动态演变。帕金森病临床表现有运动症状、非运动症状如精神症状（抑郁/焦虑/睡眠障碍）、自主神经症状（出汗/排尿困难/便秘）、感觉障碍等（疼痛/嗅觉障碍/不宁腿综合征），而非运动症状贯穿帕金森病的全病程中，快速识别并精准诊治不但能改善症状而且可以提高患者的生活质量。掌握心身疾病、心身同治理念是医学发展及医师成熟的神奇境界。

（点评专家：苏州市立医院 神经内科 赵中）

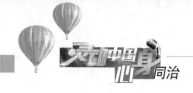

【拓展阅读】

《帕金森病非运动症状管理专家共识（2020）》指出，帕金森病精神症状尤为突出，包括焦虑、抑郁、惊恐发作、淡漠、兴趣缺乏、注意力缺失，严重者可出现精神病性症状，如谵妄、精神错乱、幻觉及错觉、妄想、重复行为及冲动控制障碍等。其中帕金森病抑郁非常常见，其发生率在 2.7%～90.0%。帕金森病抑郁可发生在帕金森病程的任何阶段，有时可在运动症状出现之前发生，是帕金森病（PD）的前驱症状之一。抑郁症状既可随运动波动而变化，表现为"关"期抑郁，也可与运动症状无明确相关。

根据指南推荐，治疗帕金森病抑郁：① 首选普拉克索或文拉法辛，两者均为临床有效药物。② 舍曲林、帕罗西汀、氟西汀以及西酞普兰对帕金森病抑郁虽疗效证据不足，因不良反应较轻，临床也可考虑使用。应该指出的是：它们禁止与单胺氧化酶 B 抑制剂合用，需注意 SSRIs 可能会使多达 5% 的 PD 患者震颤加重；60 岁以上的患者若服用西酞普兰每日剂量超过 20 mg，有 Q-T 间期延长的风险，建议心电监护。③ 阿米替林临床可能有用，但需要注意抗胆碱能副作用、认知功能下降及心律失常等不良反应。④ 非药物干预 CBT 可能有效，重复经颅磁刺激可能短期有效。

因果循环，重在突破
——脑小血管病所致睡眠障碍一例

中日友好医院 神经内科　**乔亚男**

北京大学人民医院 精神科　**谢稚鹃**

■ 一、病例就诊情况介绍 ▶

刘某，男，62 岁，大学老师。主诉：睡眠障碍 5 年，记忆力下降1 年。

现病史：睡眠障碍：入睡困难、容易惊醒，醒后乏力、精神欠佳；记忆减退：丢三落四、忘记重要事件，学习新技能能力减弱；伴随症状：易发脾气，紧张。

既往史：高血压病史 10 年，控制欠佳。

个人史：吸烟史 40 年，每日 1～2 包。

家族史：父亲有高血压病史。

生命体征：正常。

内科查体：（一）

神经系统查体：神清，语利，近记忆力、计算力减退。颅神经查体（一）。四肢肌力 5 级，肌张力、腱反射正常，左侧病理征可疑（＋）。共济及深浅感觉正常。

实验室检查：血、尿、便、生化：正常。肿瘤标志物、甲状腺功能、叶酸、VB_{12}：正常。APOE：E3/3。

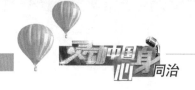

辅助检查：

（1）头 MRI＋SWI 显示：多发腔隙性脑梗死；脑白质病；脑微出血；血管周围间隙扩大。

（2）长程睡眠监测结果显示：① 睡眠效率减低，睡眠潜伏期稍延长；② 1期、2期睡眠增多，未见慢波睡眠；③ REM 期睡眠减少，伴有低通气；④ REM 期肌张力消失完全，未见癫痫样放电。

（3）认知功能评定显示：① 日常生活能力正常；② 词语延迟回忆功能下降＞1.5SD；③ 焦虑状态可能伴有抑郁。

诊断：① 脑小血管病；② 血管性轻度认知障碍；③ 睡眠障碍；④ 焦虑状态；⑤ 轻度抑郁状态。

二、治疗经过 ▶

① 控制危险因素。② 持续气道正压通气（CPAP）。③ 米氮平、曲唑酮等 5-HT$_{2A/2C}$ 受体拮抗剂；经颅磁刺激等。④ 中药治疗：乌灵胶囊，每次 3 粒，每日 3 次，可使 GABA 合成增加，提高 GABA 受体活性，明显增强中枢镇静作用。

随访：出院 1 个月后专病门诊随访，睡眠改善 60％以上，次日精神状态明显改善，继续目前用药半年以上。

三、案例分析 ▶

脑小血管病（cerebral small vessel disease，CSVD）可引起严重的睡眠障碍，睡眠障碍可反向加重 CSVD。对 CSVD 患者早期评估睡眠脑电图、认知、情绪很重要，早期控制危险因素、改善症状、打破恶性循环。

四、专家点评

该病例从最常见的睡眠障碍出发，层层深入，仔细剖析，最终明确了脑小血管病与睡眠障碍的关系。介绍病理特点高度概括、逻辑清晰；辅助检查结合国际前沿技术、全面深入；诊断切中要点；最后的总结从睡眠的基本结构出发，结合患者的 24 小时睡眠脑电图，阅读了大量的国内外最新文献，为大家进行了小的综述，最终指出了目前国际的热点：脑小血管病与慢波睡眠的相关性。

可以从此患者出发，进一步研究此类慢波睡眠减少的患者人群，以及脑小血管病中脑白质通路的变化。

（点评专家：中日友好医院 神经内科 彭丹涛）

【拓展阅读】

脑小血管病导致睡眠障碍的机制：

① 阻塞性睡眠呼吸暂停（OSA）：内囊、脑桥静止性梗死、微出血，累及咽喉部肌肉而产生上气道反复塌陷、阻塞。

② 中枢性睡眠呼吸暂停（CSA）：中重度脑白质病变破坏呼吸调节中枢或脑网络而产生潮式呼吸、呼吸驱动缺乏或异常、夜间反复出现呼吸减弱或停止。

③ 睡眠结构紊乱（REM、慢波睡眠减少）：中重度脑白质病变可引起慢性脑血流灌注减少，使血流量和代谢需求量增加的 REM 受影响，也可累及额叶皮质、基底节、下丘脑的室周纤维等睡眠相关环路，影响慢波睡眠，还可引起不宁腿综合征而产生睡眠剥夺，影响睡眠结构。

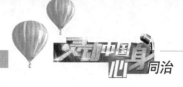

无奈夜长人不寐　你我此处话失眠

苏州大学附属第二医院 神经内科　**沈赟　熊康平**

▌一、 病例就诊情况介绍 ▶

朱某某，女，23 岁，服务员。主诉：入睡困难 3 个月。

现病史：近 3 个月来，每晚 22：00 上床，约凌晨 2：00 左右才能入睡。因为工作，每天早上 7：00 起床困难，白天情绪烦躁，担心、紧张，伴兴趣下降，提不起精神。

既往史、个人史、家族史：无特殊。

查体：患者神志清，对答切题，言语清晰，颅神经（－）。四肢肢体肌力Ⅴ级，肌张力正常，深浅感觉均对称存在。四肢腱反射正常对称，指鼻和跟膝胫试验完成可，双侧巴宾斯基征未引出，脑膜刺激征阴性。

量表测评结果：阿森斯失眠量表评分：12 分（失眠）；清晨型和夜晚型问卷评分：21 分（绝对夜晚型）；HAMA 评分：16 分（肯定有焦虑）；HAMD（24 项）评分：18 分（轻度抑郁）。

多导睡眠监测显示：① 睡眠潜伏期明显延迟，约 4.5 小时。② 入睡后，睡眠结构基本正常。

诊断：① 睡眠-觉醒时相延迟障碍；② 焦虑状态。

二、治疗经过 ▶

首诊（2020-05-10）：① 认知行为治疗（CBT）；② 阿戈美拉汀，25 mg，每晚 1 次；③ 乌灵胶囊，每次 3 粒，每日 3 次。

2 周后复诊（2020-05-24）：患者自诉夜间仍有入睡困难。日间仍有疲倦感，少言，懒动。患者约 22：00 上床。次日凌晨 3：00 左右会醒来一次，约 0.5～1 小时后才能入睡。起床困难。

4 周后复诊（2020-06-21）：患者睡眠状况较前满意。次日凌晨 2：00～3：00 的觉醒次数较前减少。白天起床较前轻松，愿意起来活动活动。肝功能正常。

8 周后复诊（2020-07-18）：自觉睡眠质量可，基本可以一觉睡到天亮。肝功能正常。

治疗以来的各期变化：

	基线	2 周	4 周	8 周
睡眠潜伏期	4.5 小时	3 小时	1.5 小时	0.5 小时
总睡眠时间	4.5 小时	5～6 小时	6～7 小时	7～8 小时
觉醒次数	0～1 次	1～2 次	0～1 次	0 次
清晨型和夜晚型问卷	21 分（绝对夜晚型）	32 分（中度夜晚型）	39 分（中度夜晚型）	50 分（中间型）
阿森斯失眠量表	12 分（失眠）	10 分（失眠）	6 分（可疑失眠）	3 分（正常）
HAMA 评分	16 分	13 分	9 分	7 分
治疗方案	阿戈美拉汀 25 mg，qn；乌灵胶囊，3 粒，tid；CBT	阿戈美拉汀 50 mg，qn；乌灵胶囊 3 粒，tid；CBT	阿戈美拉汀 50 mg，qn；乌灵胶囊 3 粒，tid；CBT；乐眠操	阿戈美拉汀 50 mg，qn；乌灵胶囊 3 粒，tid；CBT；乐眠操

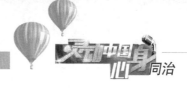

三、 案例分析 ▶

1. 全面评估患者睡眠障碍类型；睡眠-觉醒时相延迟障碍并不等同于原发性失眠；

2. 注重认知行为治疗，心身同治；

3. 乌灵胶囊联合阿戈美拉汀，对睡眠-觉醒时相延迟障碍有一定的效果。

四、 专家点评 ▶

如何有效识别、规范诊断"睡眠时相延迟障碍"，这个病例带给大家一个全面的解析。选用何种药物治疗固然很重要，但身之所"向"，心之所"往"，在就诊过程中医生需关注患者症状背后的心理因素、情绪问题，鼓励患者改变不恰当的认知，接纳更为健康的生活方式，要相信医生会与患者一同面对当下存在的这些困难。

医学，是一门有温度的学科。我们相信，心身同治，形与神交融，才能更好地帮助患者，我想这也是这个病例告诉我们的。

（点评专家：苏州大学附属第二医院　神经内科　胡华）

【拓展阅读】

睡眠-觉醒时相延迟障碍是指入睡和醒来的时间相较于常规作息习惯性延迟 2 个小时以上，是睡眠门诊最常见的昼夜节律睡眠障碍，多在青少年和年轻人中出现，患病率约为 3.3%～4.6%。

睡眠的这种昼夜节律特征是由生物钟调节的。生物钟是一种自持振荡机制，由输入部分、时钟系统、输出部分三部分组成。输入部分由授时因子构成。授时因子是协调生物体内的昼夜节律与外部 24 小时步调一致的物质。中央生物钟最主要的授时因子就是光线。白天，光线通过视网膜进入大脑时，位于下丘脑的视交叉上核（也就是生物钟的中枢）接收到光线后，就会发出信号，抑制松果体分泌褪黑素，促进食欲素分泌，人就会保持清醒。而在夜晚，没有光线进入大脑时，输出部分就会促进松果体分泌褪黑素，人就会想要睡眠。

管中窥豹，可见一斑

上海交通大学医学院附属新华医院 神经内科　　**吴娜**

上海交通大学医学院附属新华医院 临床心理科　　**帅澜**

▎一、 病例就诊情况介绍 ▶

赖某某，女，69 岁，退休，初中文化程度。主诉：运动迟缓伴肢体抖动 1 年余，加重 3 个月。

现病史：患者 2 年前曾诊断为焦虑症，予欣百达口服。1 年前，患者出现右上肢抖动，逐渐累及余肢体及口唇抖动，伴有行动缓慢，行走步态不稳，转弯困难。记忆力下降，常不能回忆起近期发生的事情。诊断为"帕金森病"，予口服泰舒达。3 个月前，患者出现幻视，看到很多动物，伴手指冰冷、出汗增多、食欲减退，伴睡眠障碍，讲话速度慢。伴行走向后倒，不能独自行走，需他人搀扶。1 个月前，予美多芭（62.5 mg，每日 3 次）对症治疗。3 周前，停用泰舒达，予美多芭（125 mg，每日 3 次）。患者自觉症状未见明显改善。现为进一步治疗，收治入我科。

既往史：① 高血压病病史 5 年，既往最高血压 200/110 mmHg，目前口服缬沙坦治疗。否认气促、胸闷、胸痛、心悸、黑矇、浮肿。② 2 型糖尿病病史 12 年，目前口服格列美脲、阿卡波糖降糖治疗，平素血糖控制欠佳。

个人史、家族史：无特殊。

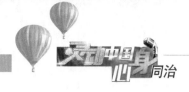

入院查体：神志清楚，言语清晰，语速慢，表情刻板，定向定时正常，计算能力正常。双眼活动自如，无眼震，无凝视，双侧瞳孔等大等圆，对光反射存在，双侧额纹对称，双侧鼻唇沟对称，示齿居中，伸舌不偏。双侧软腭抬举对称，悬雍垂居中，咽部感觉存在，咽反射（＋）。下颌反射（－），掌颏反射（－），转颈及耸肩正常。颈软，克氏征、布鲁津斯基征阴性。四肢肌张力增高，四肢肌力Ⅴ级，静止性震颤（＋）。双侧腱反射（＋＋）。双侧病理征阴性。双侧面部及肢体针刺觉对称。位置觉及运动觉正常，闭目难立征欠配合。双侧指鼻试验、跟膝胫试验欠佳。慌张步态。

辅助检查：

头颅磁共振：双侧基底节、半卵圆中心、皮层下及胼胝体腔隙灶，老年性脑改变。

震颤肌电图：上肢震颤频率5.5～6.37 Hz。

量表测评：

MMSE：22分（文化程度：大专）；HAMA：8分；HAMD：33分；SAS：63分（中度焦虑）；SDS：53分（轻度焦虑）。

PDSS-2：17分；RBD：22分；ESS：7分。

CFT-FDG双标PET显像：DAT显像提示左侧壳核尾部变尖，显像剂分布稀疏；双侧壳核、丘脑、小脑葡萄糖代谢增高，双侧枕叶内侧、后顶叶葡萄糖代谢减低。

考虑诊断：路易体痴呆（DLB）。

诊断依据：

（1）必要特征：痴呆。

（2）核心特征：波动性认知障碍、视幻觉、帕金森综合征、快速眼动睡眠障碍。

（3）支持性特征：反复摔倒或晕厥、短暂的无法解释的意识丧失、严重的自主神经功能障碍、其他形式的幻觉、系统性妄想、抑郁、淡漠、焦虑、姿势不稳、嗅觉减退、嗜睡、便秘。

（4）提示性生物标记物：SPECT或PET显示基底节多巴胺转运体

摄取减少，FDG-PET 成像显示枕叶活性下降，伴或不伴有扣带回岛征（指后扣带回活性异常增高）；心脏 MIBG 摄取减低；PSG 确证有快速眼动睡眠障碍。

诊断很可能的 DLB 需求满足：① ≥2 条核心临床特征；有或没有提示性生物标记物证据。或：② 只满足 1 条核心特征，伴有≥1 个的提示性生物标记物证据。

诊断可能的 DLB 需求满足：① 只满足 1 条核心特征，无提示性生物标记物的证据。或：② 有≥1 条的提示性生物标记物的证据，但是无核心特征。

Probable DLB 的诊断不应该仅建立在生物标记物上。

▌二、 治疗经过 ▶

改善运动症状：美多芭加量至 187.5 mg，每日 3 次；改善认知：盐酸多奈哌齐片；改善幻觉：喹硫平；改善情绪、睡眠：欣百达 1 片，每日 2 次；乌灵胶囊，每次 3 粒，每日 3 次。

持续随访：路易体痴呆诊断明确。

继续随访：认知功能进行性下降较前好转，波动性的认知障碍较前好转，幻觉、情绪、睡眠较前好转。

最近随访：认知功能较前无下降，幻觉、情绪、睡眠较前好转。

▌三、 案例分析 ▶

1. 步态分析：管中窥豹，可见一斑！虽无法确诊，但具有提示、鉴别意义，进一步结合病史、体征综合分析。

2. 鉴别诊断：缺乏有效的客观依据，路在何方？做 PET 影像，基因、蛋白检测。

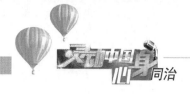

3. 随访观察：时间是最好的证明，随访是有效的手段！随访观察（病程、症状、体征、疗效、影像的变化）。

4. 查阅文献：临床诊治必须多查多看，所谓："活到老，学到老"。

四、专家点评 ▶

这个病例汇报给我们临床医师提供了很好的疾病诊治思路，尤其是结合神经科和精神科的各自特点分析了路易体痴呆的诊治过程，使大家受益匪浅。病例报告中提到了随访的重要性，这是非常重要的，同时也希望报告中多引用国内外最新诊疗文献。路易体痴呆具有帕金森病、认知障碍和视幻觉的临床特征，虽然认为帕金森病和认知障碍出现的顺序或间隔时间（1 年）可以界定，但与帕金森病痴呆难以区别。不同之处主要在于脑内 β-淀粉样蛋白和 α-共核蛋白的分布部位，特异标记物的功能显像有助于明确，并可以与其他类型帕金森综合征及认知障碍疾病加以区别。

（点评专家：上海交通大学医学院附属新华医院 神经内科 刘振国）

夜已深，还有谁醒着？

——卒中后睡眠障碍康复之路

兰州大学第一医院 康复科 **刘琦**

■ 一、病例就诊情况介绍 ▶

赵某某，女，57岁，退休。主诉：心烦意乱、睡眠差3月余。

现病史：3个月前因突发肢体活动不灵活，急诊入院检查提示脑出血，经积极止血、降压、脱水等治疗后，运动功能恢复。未遗留感觉、吞咽、言语、认知等障碍，住院期间开始出现心烦、恐惧、担心等不安情绪和心理状况，反复让护士和家属给自己量血压，不敢外出活动，时时躺卧，注意力不能集中。夜间心烦，不敢也不能入睡。几乎每天如此反复，导致白天困倦无力、心烦，发火，易怒，忘性大。就诊我院康复科，病程中否认发烧、咳嗽等。

既往史：高血压病10年，服用络活喜5 mg，血压控制比较稳定，在130/80 mmHg。

个人史、家族史：无特殊。

体格检查：

T：36.2 ℃ P：68次/分 R：19次/分 BP：130/80 mmHg。

躯体检查：心肺腹检查未见明显异常。

神经系统：右侧四肢肌力4＋、张力正常、活动度未见明显异常，

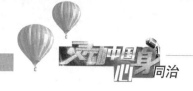

VAS（-）、病理征（-）。

精神检查：

一般表现：意识清，定向完整，语言语速正常，衣冠整洁得体，主被动接触可，问答切题。

认知过程：未查及幻觉、妄想等精神病症状，未有思维形式、内容障碍；否认强迫观念。智力、理解领悟能力粗测正常。

情感活动：情感活动协调一致，表情略显痛苦，心烦，对疾病思想负担重，无明显情绪低落、自卑表现，否认消极观念及行为。

意志行为：回避、不敢外出、坐立不安、躺卧增多等，兴趣爱好减退，做事注意力不集中。

躯体症状：入睡困难、乏力、倦怠。

自知力：自知力存在，有强烈的求治愿望。

情绪及睡眠评估：

汉密尔顿焦虑量表（HAMA）评分：18 分

汉密尔顿抑郁量表（HAMD）评分：10 分

匹兹堡睡眠质量指数（PSQI）评分：20 分

睡眠障碍的信念和态度量表（DBAS）评分：56 分

实验室及器械检查：

器械检查：左侧侧脑室及基底节区脑出血，双侧基底节区多发腔梗灶。

实验室报告：血生化、常规、肝功、肾功、甲功和性激素、造血功能等未见明显异常；心电图、血管及腹部超声未见明显异常。

诊断：① 脑血管病所致精神障碍：睡眠障碍，焦虑状态；② 脑出血（左侧侧脑室/基底节区）；③ 高血压病 3 级（极高危）。

■ 二、 治疗经过 ▶

精神科用药：舍曲林 50 mg 起始，乌灵胶囊 3 粒，每日 3 次，改善患者焦虑情绪。

卒中后用药：络活喜 5 mg，每日 1 次，降压。

心理治疗：CBT-i（睡眠控制、运动疗法）；

物理治疗：rTMS（1 Hz），改善睡眠、抗焦虑。

第二周：舍曲林加到 100 mg，每日 1 次，持续治疗；乌灵胶囊，每次 3 粒，每日 3 次。

持续治疗大于 1 个月。

效果评估：

	HAMA 评分	HAMD 评分	PSQI 评分	DBSA 评分
基线初评	18	10	20	56
第三周末	9	8	12	85
第六周末	6	5	8	103

■ 三、 案例分析 ▶

卒中后睡眠和情绪障碍比较常见，不仅影响生活生存质量，甚至会增加卒中复发和死亡风险，因此要做到四"早"：早期发现、尽早重视、超早干预、赶早获益。

■ 四、 专家点评 ▶

本案例是卒中后出现的睡眠障碍，超过半数的卒中患者存在卒中相关睡眠障碍（stroke-related sleep disorders，SSD）。在临床诊疗中，

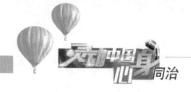

SSD 易被忽视，尤其是以失眠、睡眠呼吸暂停低通气等为主引起的缺氧和睡眠质量下降，严重影响卒中的预后和复发。规范评估与管理 SSD，对于患者卒中的预防和结局的改善至关重要。

本案例从康复医学的角度，不仅评估了个体的躯体功能、睡眠问题、精神心理问题，而且从康复医学的角度，评估了患者的社会参与能力（娱乐、社交、家务等），通过简单有效的记录睡眠日记，调整作息安排，加强运动训练，帮助患者建立良好的睡眠习惯和信心，并有效采取了心理、药物和物理疗法结合的手段，改善患者睡眠质量，提高生活质量，回归社会，充分体现了"中西并重、动静互促、身心同治"的现代医学诊疗趋势。

（点评专家：兰州市第三人民医院 睡眠医学科 焦歆益）

"电车难题"中的责任与担当
——"瘤"不"留"?

临汾市中心医院 神经内科　**王宏**

临汾市中心医院 心理科　**刘燕**

■ 一、 病例就诊情况介绍 ▶

杨某某，女，77岁。主诉：间断头晕、恶心、呕吐1个月，嗜睡伴全身乏力5天。

现病史：患者1个月前（2022年3月4日）无明显诱因突发头晕（呈眩晕感），伴恶心、呕吐，无肢体活动障碍、吞咽困难、饮水呛咳等，就诊于我院急诊提示电解质紊乱（低钠血症），给予补钠治疗后好转（此期间患者自行口服甲泼尼龙片抗免疫治疗）。患者出院1周后再次出现上述症状。2022年4月6日患者再次出现头晕（呈昏沉感），伴恶心、呕吐，自觉全身乏力，且睡眠增多，无口角偏斜、吞咽困难、肢体抽搐等，就诊于我院急诊。患者自患病以来，精神差，饮食不佳，觉浅易醒，体重减轻4kg。

既往史：患者2021年4月无明显诱因出现双眼视物模糊，无其余不适，就诊于眼科医院提示双眼黄斑病变合并白内障，未予相关治疗。同年9月患者左眼视物模糊症状加重，再次就诊于眼科医院提示白内障合并左眼葡萄膜炎，给予激素治疗后好转。2个月后患者于眼科医院复查，检查结果提示左眼玻璃体混浊，眼科医师嘱患者长期口服醋酸泼尼

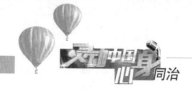

松片治疗并缓慢减量，患者自觉左眼视物模糊症状稍好转。2022 年 2 月患者自觉双眼视物模糊症状再次较前加重，恢复口服激素剂量，并加用枸橼酸托法替布片治疗，服用 1 个月后上述症状无明显变化，眼科医师考虑患者可能为"伪装综合征"。

家族史：20 年前老伴因直肠癌去世，其哥哥和妹妹相继因癌症去世。

个人史：患者平素性格内向、敏感、脆弱，并且经历了多次的丧亲，后一直跟唯一的女儿相依为命。女儿结婚后又发现女婿具有先天性遗传病，严重影响了正常的工作和生活。患者在生病之前一直是这个小家庭坚强的后勤支持，自从近两年身体不断出状况后，反复就医导致家庭巨大的经济负担，因此患者常出现自责、逃避的心理。

入院查体：体温：36 ℃，脉搏：85 次/分，呼吸：20 次/分，血压：135/79 mmHg，心律齐，各瓣膜区未闻及杂音，双肺呼吸音清，未闻及干湿啰音，腹软，双下肢无水肿。记忆力减退、注意力下降、计算力减退、定向力正常，神志清楚，言语流利，左眼瞳孔对光反射消失，右眼术后状态，眼球运动查体不配合，余颅神经未见明显异常，四肢肌容积、肌张力、肌力正常，四肢腱反射（＋＋），左侧肢体指鼻及跟膝胫试验欠稳准，感觉系统未见异常，右侧 Babinski 征（＋），脑膜刺激征（－）。

辅助检查：

化验：血尿便常规、肾功、血糖、血脂、传染病系列、甲功、24 小时尿电解质、垂体激素、肾上腺皮质激素基本正常。

肝功：白蛋白 32. 2 g/L（↓），尿酸 103 μmol/L（↓）。

同型半胱氨酸：11. 4 μmol/L（↑）。

电解质：钠 127.1 mmol/L（↓），氯 92.7 mmol/L（↓）。

凝血系列：D-二聚体 4.58 mg/L（↑）。

24 小时皮质醇：0 AM-COR 379.27 nmol/L，8 AM-COR 751.04 nmol/L（↑），4 PM-COR 306.65 nmol/L（↑）。

女性肿瘤标志物：CA-50 37.66 U/ml（↑），CA-199 73.87 U/ml（↑）；血沉：43 mm/h（↑）。

头颅核磁平扫示：脑干、左侧小脑中脚、左侧小脑半球异常信号，右侧基底节区内见点状 DWI 序列高信号。建议定期复查。

头颅 MRA 平扫示：脑动脉轻度硬化性改变，右侧 MCA M3 段轻-中度狭窄。

颈部血管彩超：双侧颈动脉内-中膜不均增厚伴多发斑块（等回声）。

心脏彩超：左心室射血分数 60%，未见明显异常。

TCD：所检动脉血流均呈高阻型，搏动指数增高。

胸片：双肺慢性支气管炎改变。

前庭功能检查：未见异常。

腰穿检查：无明显异常；外送脑脊液免疫定性及蛋白综合诊断套餐＋寡克隆带分析＋中枢神经系统脱髓鞘抗体：脑脊液与血清中存在相同 IgG 型寡克隆带。

头颅增强核磁示：右侧基底节区异常强化信号，考虑肿瘤性病变，高级别胶质瘤可能，髓鞘病变不除外。

头颅 MRS 示：右侧基底节区病变 Cho 峰升高，NAA 峰减低，支持颅内肿瘤性病变。

右眼玻璃体液 IgH 基因重排：阳性。

垂体 MRI 平扫：未见异常。

全身浅表淋巴结彩超：双颈部、双锁下、双锁上、双腋下及双侧腹股沟区未见明显异常肿大淋巴结。

胸部 CT：慢性支气管炎改变，其余未见异常。

汉密尔顿焦虑量表（14 项）：评分 13 分。

汉密尔顿抑郁量表（24 项）：评分 37 分。

艾森克人格问卷结果提示：性格内向，情绪不稳定。

匹兹堡睡眠质量指数：16 分。

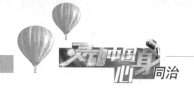

应付方式问卷显示：自责退避型应对方式。

最后诊断：① 脑器质性疾病所致抑郁发作；② 脑桥中央髓鞘溶解症；③ 原发性中枢系统性淋巴瘤；④ 电解质紊乱（低渗性等容量性低钠血症）。

■ 二、治疗经过 ▶

1. 纠正低钠血症、限制水摄入量 800～1 000 ml。

2. 给予 20％甘露醇 125 ml，每日静滴，预防脑水肿；给予地塞米松钠 10 mg，每日静滴，激素调节免疫治疗，辅以护胃、补钾、补钙等治疗预防激素副作用；给予氨基酸注射液（18AA），每日静滴，营养支持治疗。

3. 给予乌灵胶囊，每次 3 粒，每日 3 次；草酸艾司西酞普兰片 10 mg，每晨 1 次，抗抑郁治疗；劳拉西泮 0.5 mg，每晚 1 次，改善患者睡眠。

4. 给予患者及家属四次心理治疗。

■ 三、案例分析 ▶

患者持续性头晕伴全身乏力，完善相关化验检查提示低钠血症，给予积极补钠治疗后发现收效甚微，立即完善其余相关检查：腰椎穿刺、头颅增强核磁、全身淋巴结彩超、IgH 基因重排等，抽丝剥茧，最终确诊为原发性中枢神经系统淋巴瘤。在综合因素下，患者抑郁发作。针对患者的下一步治疗方案，我们面临"电车难题"，即对于手术风险极高但获益把握不大的治疗方案是否积极实施。综合考虑患者各方面因素，家属决定药物保守治疗，患者抑郁好转。

四、 专家点评 ▶

患者原发病为原发性中枢神经系统淋巴瘤，该疾病病程短，预后差，致死率极高。国外的一些研究表明：当患者患恶性肿瘤后，会出现不安、痛苦、沮丧，对生命的渴望、对疾病的恐惧、疾病对身心的折磨、对于遭受痛苦和对生命缩短的无奈，会使 $20\%\sim45\%$ 的恶性肿瘤患者在病程中出现抑郁和焦虑。研究还表明，恶性肿瘤合并抑郁的严重程度与治疗方案、外科手术的类型也有关系，恶性肿瘤合并抑郁明显降低了患者对于治疗的依从性，增加了平均住院时间，并且降低了患者的自理能力和生活质量。

在心理治疗方面，针对该患者及家属采取加拿大的 CALM 心理治疗，CALM 是 "Managing Cancer and Living Meaningful" 的缩写，即 "癌症疾病管理与有意义地生活"，是一种专门设计给癌症患者，特别是晚期癌症患者的短程心理治疗方法。而 CALM 这个词翻译成中文有镇定、安宁、从容自若的意思，这也是希望患者在面对癌症甚至是死亡时能够达到的一种心理状态。

通过四次的访谈得知，本病例中的患者对女儿一家的生活忧心忡忡，不断地叙述目前自己的困境，她担心自己活不了太久，没有足够的时间来帮女儿带大孩子、帮她处理将来可能遇到的困难。在第一次的治疗过程中只字不提自己与自身病情。治疗师在耐心倾听的同时，通过询问患者目前的症状和感受，尝试将患者的关注点转移到自己身上，并让患者意识到女儿的婚姻生活更多是女儿自己的问题。在第二次和第三次访谈时，患者谈论女儿的事情在减少，她每天输液但似乎没什么用，疾病仍然在进展，她感到自己越来越虚弱，并开始认识到自己现在很需要家人的关心和照顾，没有精力也没有必要去过分忧虑女儿的生活。她开始信任并依赖家人，她的抑郁得分同时降低。当她开始能面对并谈论死亡时，她对死亡的痛苦也在降低。随着病情的进展，患者的情绪状态会有所波动，但她能重新与医疗团队更好地沟通，诉说自身症状和对治疗

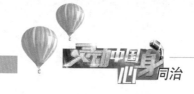

方面的希望，参与做治疗决策。她也开始重新认识自我，处理她和女儿的关系，信任并依靠女儿，体会到被家人围绕和关爱的幸福。她开始思考自己人生的意义，对自己有限的生命做一些规划，在接受死亡临近这个现实的同时，也开始思考如何在最后的一点时间活得更好，痛苦更少，更有意义。

对于生命来说，作为医务人员，我们所有的职业荣誉感来自和死神的搏斗，那如果患者一线生机都没有了，我们到底应该怎么办？我们现在的口号是：对于生，我们承欢相迎，其实对于死，应该温情相送。应该如何关注，如何在生命后期给予患者高品质的医疗？我们发现，医生和患者之间应该是这样的关系，就像鱼和水一样。当生命走到尽头，患者像鱼一样对水说："你不了解我的眼泪，因为我在水里。"医生像水一样对患者说："我了解你的哀伤，因为你在我心里！"患病早期，我们用医疗科技为生命平添时日；生命尽头，我们用人文关怀赋予生命意义！

（点评专家：临汾市中心医院 心内科 范甲卯）

他们忘了，我们不能忘……

河北省人民医院 神经内科　**张学谦**

河北省人民医院 精神科　**金曼**

一、 病例就诊情况介绍 ▶

孙某某，男，67 岁。主诉：进行性记忆力下降 2 年余。

现病史：患者 2 年多前无明显诱因开始出现记忆力下降，主要以近事记忆内容为主，常常忘记刚做的事情，反复刚说过的话，伴有性格的转变，既往性格偏外向，目前性格偏沉默内向，呈现淡漠状态，且伴有早醒为主的睡眠障碍。曾自行于当地医院就诊，查头颅 MRI 示两侧额叶多发小缺血灶、梗死灶，脑萎缩。当地诊断为"老年痴呆"，予以"盐酸美金刚 10 mg，每日 1 次"口服治疗，自觉症状无明显改善，反而缓慢进行性加重。遂至我院神经内科门诊就诊，简易智力状态检查量表（Mini-Mental State Examination，MMSE）评分为 12/30（专科）。门诊以"阿尔茨海默病"将患者收入我科。患者自发病以来，睡眠、饮食正常，大小便正常，体重无明显减轻。

既往史：既往脑梗死病史 1 年余，未遗留明显后遗症；高血压病史 10 年余，血压最高 180/105 mmHg，血压控制不详。

个人史：饮酒史 20 年，平均 4～6 两/日；吸烟史 30 年，平均 10 支/日。

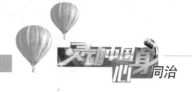

家族史：无相关疾病家族遗传史。

体格检查：入院后，心肺腹查体大致正常。神经系统查体：神清语利，精神状态尚可，计算力、记忆力、定向力、理解力差，余未见明显定位体征。

辅助检查：

蒙特利尔认知评估量表评分为 11 分（中度认知障碍）。

临床痴呆评定量表评分为 1 分（轻度痴呆）。

焦虑抑郁自评量表评分正常。

Hachinski 缺血指数量表（HIS）：2 分，提示变性病性痴呆。

日常生活能力量表评分为 51（中度功能障碍，需要极大帮助才能完成日常生活活动）。

血液分析、生化全项、叶酸水平、甲功六项、肿瘤全项、毒物分析及重金属检测均未见明显异常。

腰穿检查结果显示：脑脊液压力 90 mmH$_2$O，脑脊液常规、生化、细胞学、抗酸染色及自身免疫性脑炎＋副肿瘤综合征相关抗体等结果均无异常发现。

基因检测：全基因外显子检测示载脂蛋白（Apolipoprotein E，ApoE）基因 ε3/ε4、参与早发性 AD 的编码 APP 或者早老素 1 和 2 的基因均检测到有意义致病性突变。

头颅及海马 MRI：双侧额顶叶散在腔隙灶，海马萎缩。内侧颞叶萎缩（MTA）分级 2 级。

MRI 磁敏感加权成像序列扫描（SWI）：脑内多发小出血灶（$n>10$）。双侧额顶颞叶脑回样低信号改变，拟脑皮质表面含铁血黄素沉积。

多参数影像学检查结果显示：双侧顶叶及颞叶大脑实质代谢减低，双侧大脑皮层广泛淀粉样蛋白沉积。

二、 治疗经过 ▶

住院期间，给予患者盐酸美金刚 10 mg，每日 2 次；乌灵胶囊，每次 3 粒，每日 3 次。同时综合其他营养神经、改善循环、稳定血压等治疗。考虑患者颅内微出血病灶较多，为降低患者出血风险，脑血管病二级预防药物（抗血小板聚集药物）更改为西洛他唑（100 mg，每日 2 次）口服。

与此同时，治疗期间嘱患者避免应用镇静类药物，嘱患者清淡饮食，避免饮用茶、咖啡、酒等。多参加社会活动，多于家人沟通交谈，保持乐观心态。

经住院治疗 9 天后，患者病情稳定，予以出院。

最后诊断：① 阿尔茨海默病；② 颅内多发微出血；③ 多发腔隙性脑梗死。

三、 案例分析 ▶

对于认知功能的评估，包括神经心理学检查、影像学检查、实验室辅助检查等。对本案例，我们使用了认知功能量表及多种影像学检查、基因检测等，患者的诊断最终明晰。

治疗过程中应用盐酸美金刚、乌灵胶囊，同时综合其他营养神经、改善循环、稳定血压等的措施，最终疗效明确，患者病情稳定。此案例对阿尔茨海默病的诊疗可以值得借鉴。

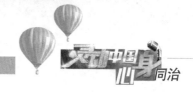

四、 专家点评 ▶

阿尔茨海默病是常见的痴呆类型，严重影响患者的正常生活。此病例资料翔实，诊断明确，治疗效果肯定，是一例成功案例。难能可贵的是，本病例在诊断过程中，使用了头颅 MRI、海马 MRI、MRI 磁敏感加权成像序列扫描，结合各项认知功能量表检测及基因检测，使诊断更加清晰明确。对阿尔茨海默病的治疗旨在改善认知功能、最大程度地保留患者的功能水平，确保患者及其家人在应对痴呆这一棘手问题时的安全性并减少照料负担。

（点评专家：河北省人民医院 神经内科 张和振）

一波三折的头晕

浙江大学医学院附属邵逸夫医院 神经内科　**徐清霖**
浙江大学医学院附属邵逸夫医院 精神卫生科　**覃艳华**

■ 一、 病例就诊情况介绍 ▶

　　王某某，男，67岁。主诉：反复头晕半年余，加重1周。

　　现病史：患者半年前出现头晕，刚开始有一次头晕伴视物旋转，阵发性，每次持续半分钟左右，伴恶心呕吐，无耳鸣，无其他伴随症状。当时症状持续了数天，就诊于我院神经内科考虑"良性发作性位置性眩晕"，手法复位后视物旋转未再发，头晕一直未完全缓解。现头晕主要为昏沉感，晨起时明显，头位改变、坐车、转身、视移动物体时症状加重，白天精神不济，有时头顶一圈胀痛，感觉全身乏力，无恶心呕吐，无行走不稳，无肢体无力麻木，无口齿不清。患者又至外院就诊，查头颅CT提示"未见明显异常"，考虑"后循环缺血"，予"阿司匹林0.1 g，每日一次；氯吡格雷75 mg，每日一次；阿托伐他汀20 mg，每日一次；倍他司汀1片，每日一次；"口服，头晕无明显改善。1周前头晕加重，遂来我院再次就诊。

　　既往史：睡眠时打鼾20余年，鼾声暂停，夜间憋醒，夜尿每晚3~4次，晨起口干。高血压病史20余年，药物控制可；反复胸闷5年，情绪激动、生气后容易出现。

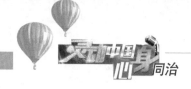

个人史：无不良生活习惯。婚育史无殊。

家族史：父母及一兄弟体健，无遗传病史。

体格检查：生命体征平稳，神清，精神可，表情愁苦，颈软，无抵抗，双侧瞳孔等大等圆，直径 3 mm，对光反射灵敏，眼球各方向活动自如，未及自发眼震，视力可，双侧额纹、鼻唇沟对称，闭目有力，伸舌居中，口角无歪斜，腱反射存在，抬头、转颈、耸肩力可，四肢肌张力无亢进，四肢肌力 5 级，指鼻试验阴性，轮替、跟膝胫试验阴性，深、浅感觉对称存在，四肢腱反射＋＋，双侧 Babinski（－），克氏征、布鲁津斯基征阴性，Romberg 征阴性，直线行走试验阴性。位置诱发试验双侧 Dix-Hallpike 试验及 roll-test 试验均阴性。

▌二、 治疗经过 ▶

患者刚开始起病时的头晕为位置诱发改变出现的头晕伴视物旋转，每次持续半分钟左右，当时至我院门诊就诊，查阅门诊记录显示"左侧 Dix-Hallpike 试验（＋），见顺时针旋转眼震，坐起时眼震反方向"，诊断考虑"良性发作性位置性眩晕"。追溯病史，考虑当时诊断是成立的。但手法复位治疗后患者视物旋转不再发，表现为慢性持续性头晕，非眩晕，神经系统查体无阳性体征，首先考虑非前庭性头晕/眩晕可能，主要关注全身系统性疾病（如低血压、低血糖、贫血、心脏病、睡眠呼吸暂停综合征等）、药物源性因素、精神心理性因素、眼源性疾病（如白内障、青光眼）等。给患者完善了头颅 MR 平扫＋DWI、颈部 CTA、头颅 MRA，未见特异性表现，考虑中枢性眩晕依据不足；又给患者完善了前庭功能检查（视频半规管检查＋眼震电图＋视频前庭眼反射）及听力检测，提示中枢和外周前庭功能都没有异常。接下来又做了一系列内科检查，主要的阳性结果是冠脉造影提示多根冠脉狭窄。考虑到冠脉狭窄可能危及生命，给缓患者转诊至心内科做了冠脉造影并术中放置了支架。术后患者主诉头晕不缓解，再次转回神经内科继续诊治。

接着完善 PHQ-9 量表（1分）、GAD-7 量表（1分）、Chalder14 项疲惫量表（13分）、Epworth 嗜睡量表（3分）、柏林问卷提示"高危"、STOP-Bang 问卷（5分）等测评。这些量表提示患者可能存在睡眠呼吸暂停综合征。于是又给患者安排了多导睡眠监测，结果提示 AHI 35.32，是重度的阻塞性睡眠呼吸暂停综合征，因此安排了多导睡眠监测下的呼吸机辅助通气压力滴定。后续患者经过无创呼吸机治疗后头晕有一过性的改善，但头晕并没有完全缓解。

出院之后，患者因为反复担心自己的头晕病情，导致情绪紧张担心，出现了失眠、食欲下降、兴趣减退等情况，头晕也加重。复诊的时候测评了汉密尔顿焦虑量表（16分）、汉密尔顿抑郁量表（11分）。为了改善患者焦虑抑郁的情绪，给予艾司西酞普兰 10 mg，每日一次；联合乌灵胶囊，每次 3 粒，每日 3 次。同时在药物治疗的基础上安排了多次心理治疗。心理治疗增加了对患者的理解、共情、支持，其中认知行为治疗对患者的病情改善起到很大作用。

1 个月后患者再次复诊时主诉头晕明显改善，睡眠改善，复评汉密尔顿焦虑量表（6分）、汉密尔顿抑郁量表（5分）。

后续患者经过半年的治疗，至目前已减药至停用，也恢复了生活正常。半年后随访，症状稳定没有复发。

最后诊断：持续性姿势-知觉性头晕（PPPD）合并躯体症状障碍。

三、案例分析 ▶

1. 头晕非特异性症状，多种因素合并导致，应仔细排查全身各系统器质性疾病。

2. 神经系统排查未发现明确器质性疾病时关注有无阻塞性睡眠呼

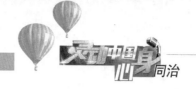

吸暂停（OSA）！

3. 患者的躯体疾病积极处理后仍存在躯体症状，则需要考虑是否合并情绪问题。心理评估量表可以帮助医生识别患者症状背后的心理状态。

4. 抗抑郁药治疗起效通常需要 2～4 周，需要医生和患者充分沟通，耐心等待药物起效。

5. 治身不忘治心，身心合一疗效佳！

6. 中成药乌灵胶囊，患者接受度高，可用于辅助增效，改善睡眠和情绪。

四、专家点评 ▶

身体不适并非全部由躯体疾病引起，焦虑、抑郁等情绪因素，人的心理问题都可引起躯体上的反应，成为致病因素。老年患者头晕的评估非常困难，因为它往往是由多种因素导致，包括眩晕、脑血管疾病、颈部疾病、失健、精神心理因素以及药物因素，白内障等视觉障碍会加重头晕。本案例中王大伯的头晕就是一例典型的非特异性头晕，临床上可以由多种因素合并导致，对于这类患者需要全身各系统排查，在排查了神经系统没有特殊异常的时候需要关注心血管系统，还要关注患者有无睡眠呼吸暂停综合征和精神心理因素。而持续性姿势感知性头晕也是临床上非常常见的一种慢性持续性头晕的病因。最终在治疗器质性疾病的基础上，发现并处理了患者的情绪问题，使患者身心得到治愈。

（点评专家：浙江大学医学院附属邵逸夫医院 神经内科 张力三）

一个失眠、多汗的中年女性

复旦大学附属中山医院 神经内科　**贺旻**

上海市精神卫生中心　**徐逸**

▌一、 病例就诊情况介绍 ▶

杨某某，女，46岁。主诉：加重性失眠、多汗2月余。

现病史：起病初，便秘，多汗，常常失眠；1个月后，失眠加重，每日睡眠时间少于1小时，对"电话铃声"及"关门声"敏感，易受惊吓；自觉有焦虑、昏沉感，先后予以阿普唑仑、氯硝西泮治疗，无明显改善；2个月后来院就诊，否认肌肉抽筋、幻听、幻视、记忆力减退、四肢抽搐、精神行为异常，否认体重下降。

既往史：有长期偏头痛史，否认高血压、糖尿病、冠心病等慢性病史，否认乙肝、结核等传染病史，否认外伤及手术史，否认类似家族史。

神经系统查体：神志清，对答切题，言语清晰，颅神经（一）；四肢可见肌颤，肌力Ⅴ度，肌张力正常；四肢深浅感觉均对称存在；双上肢腱反射（＋＋），双侧膝反射及踝反射（＋）；共济检查阴性；病理征未引出。

精神科查体：

① 神志清，接触良好，无明显情绪低落表现，对疾病有些担心，无明显焦虑外在表现，未引出幻觉及妄想；② 时间、地点及人物定向存在；③ 轻度的持续性注意力欠缺、信息反应速度减慢（执行功能下降）；④ MMSE：28分，HAMA：12分。

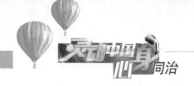

辅助检查：

肌电图：神经传导正常；针极肌电图示四肢肌静止时均可见肌纤维颤搐，轻收缩与重收缩均呈正常运动。

头颅 MRI＋Flair＋DWI＋C：未见异常；颈椎＋腰椎 MRI＋C：未见异常；PET：阴性；脑电图：未见异常。

血常规、生化、电解质、甲状腺功能肿瘤标志物及自身抗体等均阴性。

血清抗体检测：

抗 LGI1（1∶100）、抗 Caspr2（1∶320）：阳性；

抗 NMDA 受体、AMPA 受体、$GABA_B$ 受体抗体：阴性；

抗 Hu、Yo、CV2、Ri、Ma2：阴性。

睡眠监测：显示睡眠时间减少，且均为非快动眼睡眠期（N1 和 N2）。

诊断：自身免疫性不完全的 Morvan 综合征（MoS）。

┃二、 治疗经过 ▶

甲强龙 1 g，共 5 天（后逐渐减量）＋丙种球蛋白 0.4 mg/kg，共 5 天。

预后：1 个月后患者的多汗及便秘好转，睡眠改善（每日可睡眠 4～5 小时）；睡眠时间延长，其中包含 7.2％ N3 期及 13.7％ REM 期睡眠。

┃三、 案例分析 ▶

本案例的中年女性患者，虽然主诉为加重性失眠和多汗，但通过全面的临床评估和检查，揭示其面对的是失眠与潜在自身免疫性疾病——不完全 Morvan 综合征（MoS）。其中，患者所经历的失眠不仅仅是单纯的睡眠障碍，它作为 MoS 症状之一，更与 MoS 形成了一种相互促进的恶性循环，加剧了整体病情的复杂性。这种现象在临床中极常见且值得重视。

对于此类患者，在治疗过程中纠正失眠、打破这一恶性循环，对于整体疾病的管理至关重要。除了针对 MoS 本身的免疫抑制疗法外，对于失眠的干预同样重要。我们在治疗中应用了中成药乌灵胶囊。乌灵胶囊以其独特的中药成分，在调节情绪、改善睡眠质量方面展现出了显著的效果。它不仅帮助患者缓解失眠症状，还通过整体调节机体平衡，为打破失眠与 MoS 之间的恶性循环提供了有力支持。

经过综合治疗后，患者的症状得到了明显改善，睡眠时间延长且质量提升，生活质量也随之提高。这一案例再次证明了在治疗复杂疾病时，多手段、多途径的综合治疗策略的重要性。

四、 专家点评 ▶

尽管如今失眠是常见病，本病例所呈现的病因却非同寻常。Morvan 综合征在 19 世纪首次被描述，却是在 21 世纪才被发现其与抗CASPR2 抗体及抗 LGI1 抗体所致的自身免疫性脑炎相关。从 2007 年第一个抗 NMDAR 脑炎被报道，到自身免疫性脑炎概念的普及，仅仅走了十几年。

可以说，是医学的进步使我们认识疾病的方式从表象触及机制，也是医学的进步，使精神病学与神经科学——形与神——的交融成为可能，使疾病的治疗趋向精准。此病例管中窥豹，也是此次报告的意义所在。

（点评专家：复旦大学附属中山医院 神经内科 丁晶）

"卒"不及防——救命，也要救心

诸暨市人民医院 神经内科一病区　**孟天娇**

绍兴市第七人民医院 精神科　**赵明勇**

■ 一、病例就诊情况介绍 ▶

丁某某，女，65岁，农民。主诉：间断头晕、全身乏力1年，加重10余天。

现病史：患者1年前开始逐渐出现头晕，间断出现，发作无规律，与体位变动无关，表现为晕沉感，无明显视物旋转及双影，有周身乏力不适，食欲缺乏，但可独立行走，伴有失眠，表现为入睡困难，因当时生活尚可自理，未予进行系统诊治。10余天前，患者上述头晕、乏力症状加重，自觉痛苦，为求系统诊治来我院就诊。

既往史：高血压病史1年余，口服药物治疗，平素血压控制情况稳定；1年前脑出血病史，好转出院后未遗留明显后遗症。

个人史、家族史：无特殊。

查体：患者神志清，血压120/82 mmHg，心肺腹体检无异常，神志清，口齿清，双瞳孔等大同圆，直径约3 mm，对光反射灵敏，眼球震颤（－），双侧鼻唇沟对称，伸舌基本居中，颈软，四肢肌力及肌张力正常，腱反射对称存在，双侧指鼻试验（－），双侧跟—膝—胫试验（－），闭目难立征及直线行走试验（－），NIHSS 0分，mRS 0分。

辅助检查：

实验室检查：HCY 20.0 μmol/L，血常规、肝肾功能、心电图及胸部正侧位片未见明显异常。

头颅 MRI 示：

① 右侧额叶、胼胝体膝部、左侧侧脑室旁、左侧基底节区及左侧丘脑陈旧性腔隙性脑梗死，并部分软化形成；② 右侧侧脑室旁、右侧基底节区异常信号，考虑出血残腔；③ 双侧额顶叶、双侧侧脑室旁脑白质脱髓鞘；④ 空泡蝶鞍；⑤ 左侧上颌窦囊肿；⑥ 双侧大脑后动脉多发局限性狭窄；右侧椎动脉较对侧纤细，变异或狭窄？

二、治疗经过 ▶

初步诊断：① 头晕和眩晕（脑动脉供血不足首先考虑）；② 高血压病 3 级（极高危险组）。

治疗：银杏提取液 3 支，静滴，每日 1 次，天麻素针 6 ml，静滴，每日 1 次，甲磺酸倍他司汀片 2 片，口服，每日 3 次。

疗效观察：经过上述治疗 1 周，患者头晕、乏力等症状未见明显好转，且患者情绪低落，担心自己的疾病治不好，怕拖累家人，脾气烦躁、易怒。

精神检查：90 秒四问题量表：患者四个问题答案均为阳性；

汉密尔顿抑郁量表：评分为 27 分。

修正诊断：① 卒中后抑郁（重度）；② 高血压病 3 级（极高危险组）；③ 高同型半胱氨酸血症。

改善治疗方案：

1. 药物治疗：艾司西酞普兰片 5 mg，每日早晨 1 次，1 周后加量至 10 mg；乌灵胶囊 3 粒，3 次/日。

2. 心理治疗

（1）家庭及社会支持：家人及周围人给予生活上的照顾和关心，鼓励患者参加社会活动，有利于减轻患者的不良情绪。

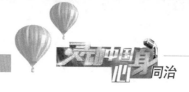

（2）心理干预：包括心理支持和健康教育，每周行 2～3 次，每次约 1 小时。

3. 其他治疗

（1）音乐治疗：营造一个合适的音乐设备环境，2 次/天，30 分钟/次，5 天/周。

（2）慢性小脑电刺激，每日 1 次。

随访及治疗：经过上述治疗 10 多天后，患者上述症状逐渐好转，出院后定期进行随访，具体如下：

随访时间	临床效果评估	量表评估	治疗方案
出院时	头晕、乏力症状改善	HAMD 20 分，HAMA 18 分	艾司西酞普兰 10 mg，qm 乌灵胶囊 3 粒，每日 3 次
出院后 3 个月	头晕、乏力不适症状基本消失，情绪及夜间睡眠明显改善	HAMD 10 分，HAMA 15 分	艾司西酞普兰 10 mg，qm 乌灵胶囊 3 粒，每日 3 次
出院后 6 个月	基本恢复至正常，无临床不适主诉	HAMD 8 分，HAMA 6 分	艾司西酞普兰 5 mg，qm 乌灵胶囊 3 粒，每日 3 次
出院后 12 个月	情绪平稳，恢复至正常生活	HAMD 5 分，HAMA 6 分	乌灵胶囊 3 粒，每日 3 次

三、案例分析 ▶

1. 诊疗过程中遇到瓶颈时，需要转换思路，利用多学科协助诊治。

2. 卒中后抑郁不仅可以表现为抑郁情绪，还可以表现为躯体症状。

3. 重视西药治疗，但也要善于发现有效的中医药。

4. PSD 严重影响卒中患者的正常转归，加大患者、家庭及社会的负担。

5. 艾司西酞普兰联合乌灵胶囊可改善卒中后抑郁患者的焦虑障碍情况，尤其在改善睡眠方面效果较为显著，还有研究发现，乌灵胶囊联合西药也可一定程度上改善认知功能情况，不良反应相对较少。

四、 专家点评 ▶

患者为老年女性病人，慢性病程，因"间断头晕、全身乏力 1 年，加重 10 余天"入院，入院后辅助检查及体格检查未见明显阳性体征，因此，首先考虑我们神经内科常见病因，即"脑动脉供血不足"所致头晕，但常规用药效果欠佳，且同时合并睡眠障碍及焦虑抑郁情绪，需要考虑是否合并精神类疾病。

我们临床神经内科专科医生在诊断这类疾病时需要掌握这类疾病的常规诊疗流程，如卒中后抑郁，医生首先充分了解患者的症状和病史，特别与卒中相关的情况，详细询问患者的抑郁症状，进行全面的体格检查，并进行初步的心理评估，参考精神障碍诊断手册，对患者进行初步的诊断、评估和治疗，这一过程可能需要多学科团队进行协作评估和治疗。

此外，临床上对于重度抑郁的诊断需要慎重，需要严格遵循疾病的诊断标准，且具体诊断应由专业的心理卫生专业人士进行。

（点评专家：广西医科大学第一附属医院　罗曙光）

【拓展阅读】

2016 年《卒中后抑郁临床实践的中国专家共识》中指出：卒中后抑郁（PSD）的治疗原则应综合运用心理治疗、药物治疗和康复训练等多种治疗手段，以期达到最佳的治疗效果，应充分遵循个体化治疗的原则并考虑风险因素及患者（家属）意愿等，选择治疗手段及治疗药物，同时，应注意监控和评估治疗的依从性、疗效、不良反应及症状复发的可能性等。

建议请精神科医师会诊或转诊精神科治疗：① 重度 PSD；② 伴有自杀风险［自杀想法和（或）自杀行为］；③ 治疗效果不明显如复发性抑郁、难治性抑郁或抑郁症状迁延难治等；④ 伴有精神病性症状。

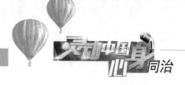

药物治疗：① 选择性5-羟色胺再吸收抑制剂（SSRIs）为目前一线抗抑郁药，如艾司西酞普兰等；② 其他药物：如5-羟色胺去甲肾上腺素再摄取抑制剂（如文拉法辛等）、NE剂特异性5-HT能抗抑郁剂、三环类抗抑郁剂等，根据个体化进行选择及调整；③ 中药制剂：代表药物如乌灵胶囊和舒肝解郁胶囊，可提高大脑皮质对GABA受体的结合活性，增强中枢的镇静作用。

卒中后抑郁临床实践的参考流程见下：

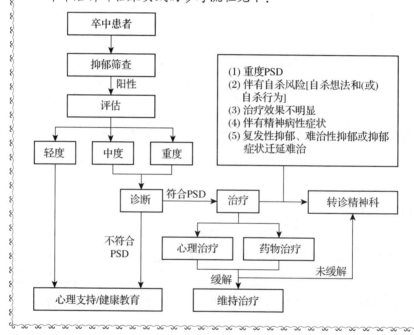

聚精会神，重启人生
——帕金森病合并抑郁患者的病例分享

中山大学孙逸仙纪念医院 神经内科　**井秀娜**

广州医科大学附属脑科医院 情感障碍科　**李莹珊**

▌一、病例就诊情况介绍 ▶

周某某，男，47岁。主诉：右侧肢体不自主抖动伴活动慢8年。

现病史：右上肢不自主抖动首发，逐渐扩展至同侧下肢及对侧肢体，动作慢，启动困难，表情变化少，头颈、躯干屈曲。心情低落，做事情提不起兴趣，入睡困难、早醒；多梦易醒、夜间翻身困难。胃口差、肌肉酸痛、排便困难。

既往史、家族史、个人史：无特殊。

查体：生命体征平稳，心肺腹查体无特殊。

神经系统检查：面具脸，余颅神经（-），四肢肌力5级，颈部及四肢肌张力铅管样增高，右侧为重，双侧肢体活动慢，行走连带动作少感觉（-）。神清，记忆力/理解力正常，言语表达稍困难。巴宾斯基征（-），共济运动（-），脑膜刺激征（-）。

辅助检查：

实验室检查：

血常规，血细胞形态，血铜蓝蛋白，甲状腺功能5项无异常。

卧立位血压（-），膀胱残余尿为20 ml（-），头颅MRI（-）。

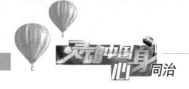

MMSE：28 分；MOCA：26 分。

UPDRS Ⅲ：28 分（开期），86 分（关期）。

HAMD 量表评分：36 分（重度抑郁）；HAMA 量表评分：15 分（肯定有焦虑）。

诊断：① 帕金森病；② 抑郁状态。

二、治疗经过 ▶

第一周：美多芭 0.1875 g，每日 3 次；恩他卡朋 0.1 g，每日 3 次；息宁 1 片，每晚一次；普拉克索 0.75 mg，每日 1 次。

第二周：美多芭 0.1875 g，每日 3 次；恩他卡朋 0.1 g，每日 3 次；息宁 1 片，每晚一次；普拉克索 0.75 mg，每日 1 次；文拉法辛 75 mg，每日 1 次。

第四周：美多芭 0.1875 g，每日 3 次；恩他卡朋 0.1 g，每日 3 次；息宁 1 片，每晚一次；普拉克索 0.75 mg，每日 1 次；文拉法辛 150 mg，每日 1 次。

尝试予文拉法辛加量至 150 mg/d，但胃肠道反应明显，无法耐受。

治疗瓶颈期：抑郁情绪部分改善，但仍影响生活。接下来是加药、换药还是联合用药？

患者目前药物治疗特点：抗抑郁药物选择合理，抗抑郁药治疗部分有效，原抗抑郁药加量不良反应明显，无法耐受，换药增加时间及试错成本。所以，联合用药为优选。

改进治疗方案：

美多芭 0.1875 g，每日 3 次；恩他卡朋 0.1 g，每日 3 次；息宁 1 片，每晚一次；普拉克索 0.75 mg，每日 1 次。同时予以：文拉法辛 75 mg，每日 1 次；乌灵胶囊 3 粒，每日 3 次。认知行为治疗（CBT）。

4 周后随访：心情较前改善，夜间睡眠可。目前已出院并重回岗位。

再测量表：HAMD：12 分（轻度抑郁）；HAMA：7 分（可能有焦虑）。

三、 案例分析 ▶

由于帕金森病抑郁的机制和运动障碍相互重叠，帕金森抑郁不仅带来精神上的严重危害，而且导致：运动症状和自主神经障碍症状迅速进展，加剧认知功能下降和自我照料功能减退，较差的治疗依从性，影响帕金森药物治疗的有效性，导致生活质量的下降。

临床上尽早识别和治疗帕金森病抑郁可以在运动症状、精神症状、社会和生活能力等多方面获益。

四、 专家点评 ▶

帕金森病是一种常见的中老年神经系统退行性疾病，由于纹状体区多巴胺降低，出现多巴胺与乙酰胆碱失平衡的生化改变，除了震颤、肌强直、动作迟缓、姿势平衡障碍的运动症状外，还有睡眠障碍、嗅觉障碍、自主神经功能障碍、认知和精神障碍等非运动症状。运动症状和非运动症状相互影响。非运动症状贯穿帕金森病的全病程中，快速识别并精准诊治非运动症状，不但有助于改善运动症状，而且可以提高患者的生活质量。

掌握心身同治理念是医学发展及医师成熟的神奇境界。心身疾病也是目前业界关注的热点。

（点评专家：中山大学孙逸仙纪念医院 神经内科 吕瑞妍）

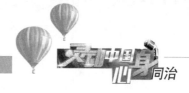

【拓展阅读】

《帕金森病非运动症状管理专家共识（2020）》指出，帕金森病精神症状尤为突出，包括焦虑、抑郁、惊恐发作、淡漠、兴趣缺乏、注意力缺失，严重者可出现精神病性症状，如谵妄、精神错乱、幻觉及错觉、妄想、重复行为及冲动控制障碍等。

其中帕金森病抑郁非常常见，其发生率为 2.7%—90.0%。帕金森病抑郁可发生在帕金森病程的任何阶段，有时可在运动症状出现之前发生，是 PD 的前驱症状之一。抑郁症状既可随运动波动而变化，表现为"关"期抑郁，也可与运动症状无明确相关。

根据指南推荐，帕金森病抑郁：① 首选普拉克索或文拉法辛，均为临床有效药物。② 舍曲林、帕罗西汀、氟西汀以及西酞普兰对帕金森病抑郁虽证据不足，因不良反应较轻，临床也可考虑使用，应该指出的是，它们禁与单胺氧化酶 B 抑制剂（MAO-BI）合用，需注意 SSRIs 可能会使多达 5% 的 PD 患者震颤加重；60 岁以上的患者若服用西酞普兰每日剂量超过 20 mg 时，有 Q-T 间期延长的风险，建议心电监护。③ 阿米替林临床可能有用，但需要注意抗胆碱能副作用、认知功能下降及心律失常等不良反应。④ 非药物干预 CBT 可能有效、重复经颅磁刺激可能短期有效。

消化科案例

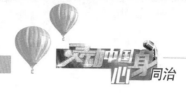
爱闹脾气的矫情肠

——一名中年妇女的烦恼

浙江大学医学院附属邵逸夫医院 消化内科　**张雅雯**

浙江大学医学院附属邵逸夫医院 精神卫生科　**沈婵婵**

▌一、 病例就诊情况介绍 ▶

冯某某，女，55 岁。主诉：反复腹痛伴大便稀烂 5 年余，加重 1 年。

现病史：患者 5 年多前无明显诱因下出现阵发性脐周痛，便后腹痛可缓解，发作时每日排便 3~4 次，以稀软黄便为主，无黑便血便，无恶心呕吐，无里急后重，无排便困难，无发热畏寒等不适，每月发作 3~4 次，患者未予重视，症状持续半年无缓解，遂至浙江大学医学院附属邵逸夫医院消化内科就诊，完善血检及胃肠镜未见异常，诊断为"腹泻型肠易激综合征"。症状多在进餐后出现，且与进食面食、豆制品、苹果、牛奶等相关。3 年前，患者出现潮热，伴睡眠障碍，日间思睡，夜间睡眠不佳，神经内科就诊，服药效果不佳。1 年前，患者腹痛症状再发，频率较前增加，从每周发作 1 次进展为每日发作，且发作时下腹绞痛难忍，便后疼痛可稍缓解，伴大便稀烂，偶有排便不畅，时有上腹闷胀不适，既往饮食控制难以自行维持，至当地医院消化内科就诊，服用消化酶、解痉药、益生菌等效果不佳。患者对病情越发紧张，担心肠道里长了东西，为求进一步诊治，遂再至浙江大学医学院附属邵逸夫医院消化内科就诊。

既往史：诊断更年期综合征 3 年，余无特殊。

个人史、家族史：无特殊。

体格检查：神清，精神可，心肺听诊无殊，腹软，全腹无压痛及反跳痛，肝脾肋下未及，移动性浊音阴性，肠鸣音 3～4 次/分。

精神检查：意识清晰，定向力完整，交流配合，交流中语量多，语速偏快，语音语调高。未发现感知觉异常。未发现思维形式障碍，无疑病妄想等。情绪偏焦虑，愉悦感减退，谈及病情反复时有哭泣。智能、常识、记忆等认知评估无明显异常，与患者文化背景相符。否认消极自杀观念，意志活动无明显增强或减弱，自知力存在，有求治欲望。

辅助检查：

结直肠镜检查：肠道准备欠佳，所见回肠末段，结、直肠黏膜未见明显异常。

激素水平：雌二醇 0，促黄体生成素 42.77 μg/L，促卵泡生成素 122.95 μg/L，孕酮 0.20 μg/L，垂体催乳素 6.56 μg/L，睾酮 0.41 μg/L。

肌电图检查：

SSR：远端潜伏期缩短、波幅提高，提示：交感神经兴奋性高。

RRIV：R％正常、D％降低，提示：迷走神经兴奋性低。

血常规、生化检查、血沉、大便常规及 OB、甲状腺功能、肿瘤指标未见异常。

量表评估：

肠易激综合征症状严重程度量表（IBS-SSS）：240 分；

7 项广泛性焦虑障碍量表（GAD-7）评分：19 分；

PHQ-9 抑郁量表评分：24 分；

匹兹堡睡眠质量指数：6 分。

最终诊断：① 肠易激综合征（腹泻型，IBS-D）；② 抑郁发作。

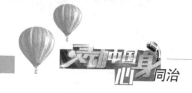

■ 二、 治疗经过 ▶

起初给予患者服用益生菌、解痉药、消化酶等效果均欠佳，且难以维持饮食控制。随着消化道症状加重，患者对疾病情况更加紧张焦虑。焦虑抑郁量表测评提示患者存在重度焦虑及抑郁，考虑抑郁发作，建议加用抗抑郁药物治疗。患者因十分害怕药物副作用，强烈拒绝用药。与患者充分交流沟通后，予曲美布汀联合乌灵胶囊治疗，并予 IBS 标准饮食指导避免食物刺激，辅以心理疏导缓解疾病焦虑。

用药 2 周后，患者症状开始出现好转，用药 8 周后腹痛基本消失，大便成形，情绪稳定，愉悦感回升，可自行积极参与工作与休闲活动。复评：IBS-SSS 为 40 分，GAD-7 评分为 6 分，PHQ-9 评分为 3 分，改善显著。

■ 三、 案例分析 ▶

本案例中患者为中年女性，腹痛伴大便性状及频率改变多年，发作频率高，症状反复，多项检查无消化道新发器质性病变，符合腹泻型肠易激综合征（IBS-D）诊断标准。患者初次起病无情绪问题及生活应激事件，症状与食物相关，考虑特定食物为肠易激综合征发作诱因，行饮食治疗可改善。后经历围绝经期，更年期综合征表现明显，反复睡眠障碍，易焦虑，成为肠易激综合征发作及加重的主要诱因。患者对于消化道症状再发加重紧张担忧，消化道症状反过来影响情绪，造成生活质量严重下降，情绪问题也进一步加重，存在明显的心身互作问题，经过精神卫生科会诊，完善焦虑抑郁量表评估，提示患者存在重度焦虑及抑郁。

合并心身情绪问题的消化道疾病患者，若单针对消化道症状用药，常难以达到很好的治疗效果，且本例患者自身对抗抑郁药物治疗存在抵触心理，拒绝使用可能存在较多副作用的传统抗焦虑抑郁药物。在此情况下，通过消化内科和精神卫生科医生的通力合作，考虑患者的自身意愿，在与患者充分沟通后，共同拟定联合治疗方案。在对症改善消化道症状的治疗（曲美布汀及 IBS 标准饮食指导避免食物刺激）基础上，联合乌灵胶囊改善焦虑抑郁状态，辅以心理疏导，有效缓解疾病焦虑，改善睡眠及 IBS 相关症状，取得了很好的疗效。

病例启示：IBS 的心身同治十分重要，规范化的 IBS 治疗策略能更好地改善 IBS 患者症状。同时，针对常规治疗无效的 IBS 患者，需考虑精神情绪对症状的影响，适时联合用药，并注重以患者为中心，尊重患者的价值观和药物偏好，与患者共同制定治疗方案，就能获得更好的医患信任与疗效。针对躯体疾病的诊治，结合精神心理干预，辅以营养饮食治疗，真正让 IBS 的诊疗做到"身不离心，心不离身，心身同治"。

四、专家点评 ▶

本案例从消化内科门诊常见的功能性疾病——肠易激综合征（IBS）入手，疾病发展过程清晰，诊治经过规范合理，阐释了病因探究在 IBS 诊治过程中的关键性，也很好地体现了"脑-肠互动"在 IBS 发生发展及治疗中的重要地位。IBS 是消化内科疾病中最常见的易出现身心共患的疾病之一，而中年妇女是 IBS 的高发人群，这与中年妇女围绝经期易出现睡眠障碍、精神压力、体内激素水平变化有着密切关系。中或重症的 IBS 中年妇女患者常更容易出现情绪问题，表现出对疾病的过度紧张、担忧、焦虑、抑郁等，单纯对症治疗消化道症状往往难以达到效果。通过消化内科和精神卫生科的通力合作，充分沟通和仔细评估心理状态，揭示了本案例中患者 IBS 症状加重背后的原因。

同时，本案例中以患者为中心，尊重患者的价值观和药物偏好，在了解患者对于精神科药物的强烈抵触心理后，充分结合患者症状再发的诱因，并参考 IBS 相关共识意见和临床实践经验，合理选用曲美布汀联合乌灵胶囊的药物治疗方案、饮食指导配合心理疏导的综合疗法，帮助患者改善了躯体、心理和睡眠症状，是"心身同治"的优秀范例。

（点评专家：浙江大学医学院附属邵逸夫医院 消化内科　罗靓）

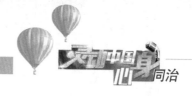

一位老者的七年之"痛"

空军军医大学唐都医院 消化内科 **刘小刚**

■ 一、病例就诊情况介绍 ▶

王某某，男性，62岁，退休工人。主诉：持续性腹痛7年余。

现病史：患者诉7年多前无明显诱因出现腹痛，为持续性隐痛，部位不固定，无放射及牵涉痛，与进食、排气、排便无关，分散注意力及忙碌时症状减轻或消失，休息时疼痛明显。无腹胀、反酸、"烧心"，无恶心、呕吐，无黄疸、皮肤瘙痒，无低热、盗汗、乏力，无里急后重、脓血便，无胸闷、气短。曾多次于外院就诊，经常口服"止痛药"治疗；曾考虑腹痛原因与胆囊、阑尾相关，分别行胆囊切除术、阑尾切除术，症状均无明显缓解。现患者为寻明确诊疗，来我科就诊，门诊以"腹痛原因待查"收住。

既往史：有高血压病史4年，血压最高160/110 mmHg，口服厄贝沙坦每日1片治疗，血压控制可。2型糖尿病病史4年，口服二甲双胍片1片，每日3次治疗，血糖控制可。5年前行胆囊切除术、3年前行阑尾切除术；否认外伤、输血史。

个人史、家族史：无特殊。

体格检查：神志清，精神可，心肺查体未见异常。腹平坦，右上腹、右下腹分别可见手术瘢痕，未见胃肠型蠕动波，腹柔软，全腹无压痛，无反跳痛及肌紧张，未触及包块及条索状物，肝脾肋下未触及，肝肾区无叩痛，移动性浊音阴性，肠鸣音 3～4 次/分，双下肢无水肿。

精神检查：情绪低落，兴趣减退，快感缺失，精力下降。感知觉、记忆、计算、思维、理解、自知力等无异常。

辅助检查：

胃镜：慢性萎缩性胃炎。

结肠镜：所见肠黏膜未见异常。血尿便三大常规、肝肾功电解质、淀粉酶、凝血系列、心肌梗死标记物、甲功五项、感染八项、肿瘤标记物（全套）、CRP、ESR、自身抗体谱均为阴性。

血脂：甘油三酯 2.89 mmol/L（↑），空腹血糖 8.52 mmol/L（↑）。

心电图：窦性心律，大致正常心电图。

心脏彩超：升主动脉内径略增宽并硬化，左房轻度扩大，室间隔略增厚，多普勒超声心动图大致正常。

泌尿系彩超：左肾大小正常，图像待排肾结石；错构瘤；前列腺增生症；右肾未见异常，双侧输尿管未见扩张，膀胱区未见明确异常。

胸部平扫＋上下腹、盆腔增强 CT 示：

① 双肺肺气肿，双肺胸膜下索条影；双肺散在微小结节影，考虑良性（Lung-RADs 2 类）；双肺细支气管改变，考虑细支气管炎；左侧冠状动脉走形区钙化斑。

② 脂肪肝，肝脏低密度影，考虑囊肿；胆囊未见显示；左肾小囊肿，左肾小结石；双肾渗出性改变；胰、脾未见异常。

③ 回盲部及升结肠改变（管壁增厚，增强扫描可见线样强化）。

④ 前列腺增生，膀胱、双侧精囊腺及直肠 CT 扫描未见明确病变。

小肠 CTE 示：十二指肠降部憩室；余腹腔内大、小肠管均未见异常；肝囊肿，胆囊未见显示，左肾结石。

腹部血管 CTA 示：肠系膜上动脉开口混合斑影，局部官腔轻度狭窄（30％）；腹主动脉至双侧髂总动脉分叉多发混合斑影，局部官腔不均匀狭窄，左侧髂总动脉局部官腔中度狭窄；余腹部血管 CTA 未见明显异常。

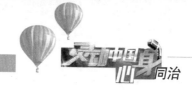
■ 二、 治疗经过 ▶

患者近 7 年来频发腹痛，为持续性隐痛，部位不固定，经常口服"止痛药"治疗；曾考虑腹痛原因与胆囊、阑尾相关，分别行胆囊切除术、阑尾切除术，症状均无明显缓解。入院后完善相关检验检查，根据病史、查体、辅助检查结果：① 排除消化道肿瘤所致腹痛可能；② 排除泌尿系结石所致腹痛可能；③ 排除胃肠道器质性疾病所致腹痛可能；(4) 排除缺血性肠病所致腹痛可能。经综合分析与讨论，考虑患者为中枢介导的腹痛综合征，予以盐酸文拉法辛 75 mg，每日 2 次＋奥氮平 2.5 mg，每晚 1 次。对症治疗后，腹痛症状明显减轻，健康相关生命质量（HRQOL）显著提高，随访至今表示对治疗效果满意。

最终的诊断确定为：中枢介导的腹痛综合征。

■ 三、 案例分析 ▶

对于一个腹痛患者，大多数医生会把注意力集中在判断腹部有无器质性疾病，在未发现器质性疾病后才会考虑一些功能性的异常，而 CAPS 的发病与中枢神经系统的调节功能和脊髓下行抑制功能异常有关，很少能够发现腹腔内与疼痛有关的器质性疾病。比如本案例患者，由于腹痛，常规治疗效果不好，医生依然怀疑是由器质性疾病引起，甚至对他进行了阑尾和胆囊的切除手术，但术后症状依然如旧。

在长达 7 年的就诊过程当中，患者反复在不同的医院寻求帮助，但并未得到明确诊断，诊疗效果也不理想，却未真正解决痛苦，因此患者情绪低落、郁郁寡欢。家属也认为患者没病找病，甚至在他提出要住院进行检查的时候，家属态度是消极的，甚至是阻拦的，认为住院也不会解决问题。疗效不佳和家人态度淡漠对这类病人造成了很大的精神压力，也会加重患者的临床表现。

在诊疗本例患者中，为了排除外周因素引起的腹痛，我们对患者进行了详细的体格检查及辅助检查，均未发现可以导致腹痛的器质性疾病。随后使用了利福昔明、活菌制剂、小剂量的糖皮质激素，均没有显示出明显的效果。含三环类药物黛力新也没有效果。之后使用了双通道抗抑郁药文拉法辛，提高脊髓下行通道中5-羟色胺和去甲肾上腺素的浓度，提高抑制性神经元的活性，同时使用奥氮平增强文拉法辛的作用。经过两周的治疗后，患者的腹痛逐渐缓解。

四、专家点评 ▶

该患者的诊疗过程启示我们：随着生活方式的转变和生活节奏的加快，患者精神心理出现异常明显增多，此类因素引起的消化系统疾病也逐渐增多，大部分表现为消化系统的功能异常，部分表现为CAPS。该类疾病治疗药物的选择既要针对中枢因素，又要考虑外周因素，只有心身同治，才能很好地提高疗效。精神心理因素占比越大，使用药物级别就要越高，剂量就要越大，疗程也要更长。CAPS的发病目前认为中枢因素占主导地位，因此首选三环类药物，没有显示效果的情况下，选用了SNRI类药物文拉法辛，合并使用奥氮平才发挥出明显的疗效。由于中枢因素在CAPS发病中占据主要地位，中枢神经调节剂应参照神经内科用药指南及规范，足疗程（一般6个月以上）巩固疗效后逐渐撤药。

中成药乌灵胶囊具有副作用小、患者易于接受的优点，可应用于该类患者的治疗。

（点评专家：空军军医大学唐都医院 消化科 赵曙光）

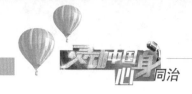

她到底有什么吐不完的"苦水"？

宁波大学附属第一医院 消化科 **李春晓**

宁波大学附属康宁医院 心身科 **王禹博**

▌一、 病例就诊情况介绍 ▶

李某某，女，28岁，银行业务经理。主诉：反复呕吐6月余，加重伴情绪差1个月。

现病史：患者2020年1月底在一次公关应酬中少量饮酒，后出现呕吐，未予以特殊重视后逐渐好转。次日起逐渐出现反复呕吐症状，呕吐为非喷射性，呕吐物为胃内容物，不含绿色胆汁，不伴腹痛、腹胀、腹泻，无呕血、黑便、肛门疼痛，无便后肛门滴血、排便困难，无肛门停止排便、排气，无畏寒发热、黄疸、头痛、视物模糊、多饮多尿多食、眼球震颤等，未服用抗生素、抗癌药等，否认服用农药等有毒物质。2020年2月初，患者至宁波市第一医院消化内科门诊就诊，辅助检查如血常规、肝功能、血尿淀粉酶、腹部超声、全腹CT阴性，诊断考虑"急性胃炎"，予"奥美拉唑抑酸护胃、多哌立酮止吐"等对症治疗，初期服药后呕吐症状好转，但1周后呕吐及恶心症状再次加重，多在进食稍多、饥饿、闻到重气味如汽油时加重。患者银行工作压力大，每天在完不成业务指标、工作繁忙、领导批评时呕吐症状更加剧烈，随时可出现恶心、呕吐症状，平均每天呕吐1～2次，最多4次，呕吐后不影响继续进食，无机械性催吐、暴食、厌食等症状。2020年3月至

6月，多次消化内科就诊，完善无痛胃镜、肠镜检查，结果提示"浅表性胃炎"，调整药物治疗为"多哌立酮止吐治疗，奥美拉唑抑酸护胃，吗丁啉、莫沙必利促进胃肠动力、胰酶助消化"。2020年6月末消化内科复诊时诉呕吐症状改善不明显，诉心情很差，每天感觉很悲观、很绝望，吃不香也睡不好，觉得没有人能够理解自己，并曾多次自伤缓解痛苦。2020年7月20日住宁波大学附属康宁医院心身科，诊断"神经性呕吐、中度抑郁发作、自我伤害个人史、慢性胃炎"，予以"盐酸氟西汀20 mg，每日1次，劳拉西泮1 mg，每晚1次，乌灵胶囊3粒，每日3次"治疗，联合物理治疗"生物反馈、经颅磁刺激"，联合"心理治疗（认知治疗、催眠治疗）"。住院治疗1月时出现"烧心，胸骨后疼痛"症状，诊断"胃食管反流"，予以"莫沙必利片5 mg，每日3次；镁加铝0.5 g，每日3次；富马酸伏诺拉生片20 mg，每日2次"治疗。治疗2个月后抑郁症状、呕吐、恶心症状基本好转，反酸、"烧心"症状消失，出院门诊复诊。

既往史：体健，无食物、药物过敏史，无手术、外伤史，无消化系统疾病史。

家族史：无家族遗传疾病史。

个人史：生于浙江宁波。无地方病、传染病史。月经史无殊，无生育史。为独生女，父亲为政府部门公务员，母亲为高中教师。患者自诉自幼个性要强，以自我为中心；父母反映患者在家中"养尊处优"，是家里面的"掌上明珠"，家里人都"围着转"，经常因要求不能被满足而闹脾气，如研究生时想要和同学出国旅行，父母担心安全问题希望一起陪同，患者不愿接受而绝食，后父母不得不就范。患者学业一帆风顺，经济专业，研究生毕业后至银行工作，2020年年初开始从事业务经理工作，工作压力大，业务指标高，常常作息、进食不规律，常常受到领导和前辈们的质疑和指责，自觉打击很大，内心十分痛苦。

入院查体：神志清，精神可，消瘦，心肺听诊无异常，腹平软，全腹部无压痛及反跳痛，肝脾肋下未触及，无移动性浊音，肠鸣音正常。左上肢腕部外侧可见数条陈旧性刀割样疤痕。6个月内体重减轻

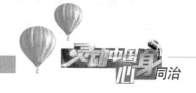

15 kg，BMI：16.5 kg/m²。

精神检查：意识清晰，定向力完整，接触合作。存在入睡困难及早醒症状，思维联想速度减慢，自信心下降，对未来悲观，存在自卑、自责感；情绪低落，兴趣减退，精力缺乏，意志活动减退，否认消极想法，否认消极计划及行为，既往存在自我伤害行为。存在反复呕吐症状，多在谈及工作压力、回忆工作经历时出现，自知力部分存在，主动求治。记忆、智能无异常。

辅助检查：

生化：血钾 3.02 mmol/L。

胃肠镜：胃底黏膜充血水肿，贲门松弛，余无异常。

上消化道造影、全腹部 MRI：未见异常。

头颅 MRI：未见异常。

血尿常规、肿瘤标志物、β-HCG、甲状腺功能、垂体激素、腹部超声未见异常。

量表测评：HAMD（17 项）评分：28 分；HAMA（14 项）评分：16 分。

胃镜检查提示：胃黏膜充血水肿，贲门松弛。

食管 pH 测定结果为 3.7。

最后诊断：① 神经性呕吐；② 中度抑郁发作；③ 自我伤害个人；④ 胃食管反流；⑤ 慢性胃炎。

二、 治疗经过 ▶

患者初期就诊主要症状为反复呕吐，消化内科考虑诊断"急性胃炎"，予"奥美拉唑抑酸护胃、多哌立酮止吐"对症治疗，初期服药后呕吐症状好转，但病情很快再次加重，反复消化内科就诊，完善相关专科检查未见与呕吐症状明显相关的器质性疾病，调整药物治疗为"多哌立酮止吐治疗，奥美拉唑抑酸护胃，吗丁啉、莫沙必利促进胃肠动力、胰酶助消化"。用药后疗效不显著。

反复消化内科复诊过程中患者情绪症状、自伤行为及呕吐症状的心理诱发因素让接诊医生意识到心身疾病的可能性，转诊至心身医学科，后消化内科及心身科联合治疗。心身科住院期间诊断"神经性呕吐、中度抑郁发作、自我伤害个人史、慢性胃炎"，予以"盐酸氟西汀 20 mg，每晨 1 次；劳拉西泮 1 mg，每晚 1 次；乌灵胶囊 3 粒，每日 3 次；氯化钾缓释片 1 g，每日 2 次"及"多潘立酮 10 mg，每日 3 次，止吐治疗；奥美拉唑 20 mg，每日 1 次，抑酸护胃，莫沙必利 5 mg，每日 3 次，促进胃肠动力；胰酶片 1 片，每日 3 次，助消化"治疗，联合物理治疗"生物反馈、高频经颅磁刺激"，患者焦虑及抑郁症状逐渐好转。

针对反复呕吐症状，经心理治疗师的反复访谈和探索，发现患者呕吐症状多发生在被批评、被指责、压力大及内心感到痛苦之后，同时考虑患者自幼个性要强、以自我为中心、容易受暗示的性格特点，结合目前较大的工作压力，故综合考虑患者反复呕吐症状的原因之一为心理诱因，故开展系统认知行为治疗。

在后续住院治疗过程中，在反复的呕吐症状下患者出现烧心、胸骨后疼痛、呕吐后加重症状，消化内科行食管 pH 测定后，考虑反复呕吐所致的"胃食管反流"，予以"莫沙必利片 5 mg，每日 3 次；镁加铝 0.5 g，每日 3 次；富马酸伏诺拉生片 20 mg，bid"治疗 1 周后逐渐好转。

最近随访：经过 2 个月心身科和消化内科的综合治疗，患者呕吐及恶心症状基本消失，焦虑和抑郁情绪痊愈。在出院 1 月后复诊时展现出青春洋溢的姿态和自信满满的笑容，学会了用更加积极的方式去面对压力和挑战，社会适应性得到改善，呕吐及恶心症状消失。

三、案例分析 ▶

神经性呕吐是消化内科及精神心理科的常见疾病，是指一组自发或故意诱发反复呕吐的精神障碍，呕吐物为刚吃进的食物。该病不伴

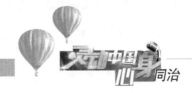

有其他的明显症状，以无明显器质性病变为基础，多数患者无怕胖的心理和减轻体重的愿望，少数患者有害怕发胖和减轻体重的想法，但体重无明显减轻。本病女性比男性多见，通常发生于成年早期和中期。患者常常初诊于消化内科，因其背后常常有一定的心理因素而使得药物干预疗效有限，患者常因症状迁延而反复辗转于各个科室。

在临床治疗中不但要重视针对呕吐症状的消化内科药物及神经内科药物干预，而且要重视心理因素对疾病发生发展的影响，重视应用生物—心理—社会医学模式及时心理干预，及时评估可能产生的焦虑、抑郁情绪，必要时予以精神科药物干预。对于存在自伤、自杀风险的患者，及时安排住院治疗。

四、专家点评 ▶

针对此患者，心理因素为呕吐症状迁延不愈的原因之一，在疾病发展过程中也继发产生了抑郁、焦虑情绪，甚至出现自伤行为，故对患者及时进行精神科住院干预治疗，经过抗焦虑及抗抑郁药物的处理，患者焦虑、抑郁情绪得到有效缓解。针对患者呕吐症状，经过心理治疗的剖析和理解后，患者的内心冲突和防御方式模型逐渐清晰，为心理治疗提供了思路。此病例在治疗中灵活运用了临床催眠治疗技术，临床催眠是一种在注意力高度专注的状态下，利用暗示和个人潜在的资源进行治疗的方法，催眠状态下可以帮助患者降低甚至绕过阻抗，通过催眠的稳定化技术、隐喻故事技术等方式让此患者建立内在安全感和力量感，并在催眠状态下进行认知行为治疗，改变不良认知结构及应对模式，获得了良好的治疗效果。

（点评专家：宁波大学附属康宁医院 心身科　张媛媛）

神经性呕吐又称"心因性呕吐"，是现代社会一种常见且顽固的疾病，是消化内科及精神心理科的常见疾病。本病是以自发或者故意诱发的反复呕吐为特征，无器质性病变为基础的一种胃自主神经功能紊乱和内脏功能障碍引起的胃神经官能症。神经性呕吐主要临床特点为进食后不久发生呕吐，呕吐不费力，呕吐量不多，且不影响食量和食欲，常在呕吐后即可进食，具有病势缓、易反复、病程长的特点。神经性呕吐发病可有癔症色彩及条件反射性，多发于高收入、高学历的年轻女性人群，常与情绪紧张、恼怒、肥胖、生活或工作上的困难不能够及时解决等心理和社会因素有关。目前主要以止吐药、胃动力药等对症治疗，尚无特效疗法。近年来，随着社会生活压力和工作压力的不断增大，神经性呕吐的发病率也逐年升高，但治疗效果往往不甚理想。

神经性呕吐属于神经障碍中的躯体形式障碍。躯体形式障碍是一种以持久的担心或相信各种躯体症状的优势观念为特征的神经症，患者常因这些症状反复就医，各种医学检查和医生的解释均不能令其打消疑虑。尽管症状的发生和持续与不愉快的生活事件、困难或冲突密切有关，但患者常常否认心理因素的存在，往往经过长时间治疗，效果不彰，继而出现自卑、睡眠障碍等焦虑、抑郁症状。

对于此类的神经性呕吐，一般的治疗方法并不能取得明显效果，更不能根除。应以心理治疗为主，辅以必要的药物治疗。此病例中患者在接受药物治疗后效果不佳，最终在临床催眠治疗下呕吐症状得以改善。

另外，本病的心理护理十分重要，首先要和患者建立信任关系，帮助患者树立战胜疾病的信念，消除患者自身的紧张、焦虑念头，创造良好、舒适的治疗环境，取得患者朋友和家属的积极配合，方可事半功倍。为了预防神经性呕吐，人们要不断提高自己的思想素养，培养自己乐观豁达开朗的情操，正确对待遇到的困难和挫折，善于及时疏通。

（点评专家：宁波大学附属第一医院 消化内科 吴巧艳）

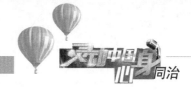

修"身"养"心"，胃肠安宁

蚌埠医科大学第一附属医院 消化内科 **吴炎炎**

蚌埠医科大学第一附属医院 神经内科 **叶明**

一、病例就诊情况介绍 ▶

刘某某，女，50 岁，体重 41 kg，保洁人员，初中文化。主诉：呕吐、腹胀 6 月余。

现病史：患者 6 个月前无明显诱因下出现呕吐，进食后明显，呕吐物为胃内容物，每日数十次，常伴有腹胀，吐后稍缓解，睡眠欠佳。不伴有腹痛，无腹泻。患者于 2020 年 12 月就诊于常熟市某医院，电子胃镜检查示：① 慢性浅表性胃炎；② 胃底多发小息肉（炎性?）。予以口服药物（具体不详）对症处理。患者症状无明显改善，后就诊多家大型医院，2021 年 4 月于常熟某医院再次查胃镜示：慢性浅表性胃炎。患者症状一直无明显改善。今患者为求进一步诊治，遂来我院，门诊拟"呕吐原因待查"收住院。病程中，患者无头晕、头痛，无咳嗽、咳痰，无腹痛、腹泻，小便无特殊，饮食欠佳，睡眠欠佳，近 6 个月体重下降约 15 kg。

既往史：既往体健。

个人史：出生于本地，无食物、药物过敏史，无手术史，无外伤史，无地方病、传染病接触史，月经史无异常，生育史 2—0—0—2。

家族史：否认家族遗传性疾病史。

体格检查：

查体：神志清，精神可，心肺听诊无异常，腹平软，全腹无压痛及反跳痛，肝脾肋下未触及，无移动性浊音，肠鸣音正常。

精神检查：HAMA-14 项总评分 17 分（14～21 分：说明肯定有焦虑）；HAMD-17 项总评分 15 分（7～17 分：说明可能有抑郁）。

专科检查：腹平软，全腹无压痛及反跳痛，肝脾肋下未触及，无移动性浊音，肠鸣音正常。

辅助检查：心电图、心脏彩超、动态心电图：未见明显异常；肝胆胰脾彩超：未见明显异常；胸部＋全腹部 CT：未见明显异常；头颅＋垂体 MRI：未见明显异常。

上消化道造影：胃下垂。胃镜检查：慢性浅表性胃炎，胃底多发性小息肉（炎性？）。

实验室检查：

血常规、尿常规、粪便常规、生化常规：未见明显异常；甲状腺功能、性激素、肿瘤 12 项：未见明显异常。

二、治疗经过 ▶

初步诊断为：① 慢性恶心呕吐综合征；② 餐后不适综合征。

帮助病人认识和理解病情，建立良好的生活和饮食习惯。予以艾司奥美拉唑，每次 20 mg，1 次/日，口服 2 周；莫沙必利，每次 5 mg，3 次/日，口服 2 周；复方消化酶，每次 1 粒，3 次/日，口服 2 周。患者呕吐、腹胀症状较前无明显改善。

考虑患者可能合并有精神心理因素，于是请神经内科专门从事心身方面研究的医师会诊，予以完善精神心理评估：HAMA-14 项总评分 17 分，HAMD-17 项总分 15 分。后依据 ICD-11 补充诊断为躯体忧虑障碍。

调整方案为：消除抵触情绪，心理支持＋认知行为疗法→建立患者

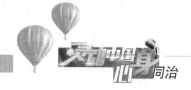

自信及提升医患信任度，提高治疗的依从性。

加用药物：帕罗西汀：10 mg，每日 1 次；1 周后观察患者无明显不适反应，改为 20 mg/次，每日 1 次；乌灵胶囊：每次 3 粒，每日 3 次。2 周后，焦躁不安好转，消化道症状有所改善，再次完善精神心理评估：HAMA-14 项总评分：11 分，HAMD-17 项总评分：10 分。1 月后，患者睡眠改善，消化道症状进一步好转，HAMA-14 项总评分：9 分，HAMD-17 项总评分：7 分。3 个月后，所有症状基本好转，HAMA-14 项总评分：5 分，HAMD-17 项总评分：3 分。

嘱继续定期门诊随访观察。

最后明确的诊断为：（1）慢性恶心呕吐综合征（CNVS）；（2）餐后不适综合征（PDS）；（3）躯体忧虑障碍。

三、 案例分析 ▶

诊断依据：

（1）慢性恶心呕吐综合征（CNVS）的诊断依据：

① 令人不适的恶心，每周至少发生 1 次，和/或呕吐发作，每周 1 次或多次；

② 上消化道内镜检查无异常或没有可以解释的器质性疾病；

③ 诊断前症状出现至少 6 个月，近 3 个月症状符合以上标准。

（2）餐后不适综合征（PDS）的诊断依据：

① 存在以下 1 项或多项：餐后饱胀不适、早饱、食欲缺乏，每周至少发生 3 次；

② 上消化道内镜检查无异常或没有可以解释的器质性疾病；

③ 诊断前症状出现至少 6 个月，近 3 个月症状符合以上标准。

（3）躯体忧虑障碍的诊断依据：

① 躯体症状为主要表现；

② 对躯体症状过分关注，反复就医；

③ 恰当的医学检查及医生的保证均不能缓解对躯体症状的过分关注；

④ 躯体症状持续存在：至少 3 个月；

⑤ 导致个人、家庭、社会及其他重要功能方面的损害。

四、专家点评 ▶

该病案的特点是：女性患者，因呕吐、腹胀反复就诊多家医院，进行相关的辅助检查均无明显异常，且进行对症治疗后效果不佳。进一步询问病史，发现患者近来出现情绪不稳、易怒、焦躁不安、失眠、多梦、胡思乱想等症状。重新梳理诊断思路，考虑是否为精神心理因素造成的功能性疾病。后完善 HAMA 焦虑量表评分和 HAMD 抑郁量表评分，诊断明确。同时给予抗焦虑抑郁治疗后，症状很快好转，说明诊治疾病详细询问病史非常重要。

（点评专家：蚌埠医科大学第一附属医院 消化科　王启之）

该患者以消化道不适症状为主诉入院，多次反复就诊并行相关检查及先后两次胃镜检查均无明显异常，给予对症治疗，症状改善也不明显。进一步追问病史，结合精神量表评分，根据世界卫生组织最新的 ICD-11 诊断标准，该患者符合躯体忧虑障碍的诊断，其以存在躯体症状为特征，且这些躯体症状对患者造成了痛苦，并导致患者对于这些症状过度关注，反复就医。过度关注是核心，可以合并躯体疾病。该患者经过多学科联合诊治，在对症治疗基础上加用心理辅助治疗，症状明显改善，取得了较好的治疗效果。本案例提示我们在诊治患者躯体疾病的同时，需要关注患者心理因素的改变，同时需要采用心身同治的治疗方案。

（点评专家：蚌埠医科大学第一附属医院 神经内科　屈洪党）

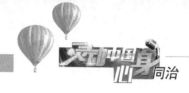

寻踪觅源
——谁是造成腹痛腹泻的真凶？

河北医科大学第二医院 消化科　张少罡

河北省人民医院 神经心理科　翟晓艳

▌一、病例就诊情况介绍 ▶

李某某，女，64 岁，农民，小学文化。主诉：间断腹痛、腹泻 20 年，加重伴失眠 3 年。

现病史：患者 20 年前受凉及饮食不当后出现腹泻，每日 2～3 次糊状大便，偶有黏液，伴下腹隐痛，有腹痛—排便—便后缓解规律，自服"氟哌酸"约 2～3 天可缓解，此后上述症状反复出现。3 年前患者无明显诱因上述症状再发，较前加重，每日排便约 5～7 次，偶有脓液，脐周及下腹部疼痛明显，口服"氟哌酸"无效，症状持续约 1 个月不缓解。当地医院大肠镜示：直肠可见浅表溃疡，呈针尖样，水肿，诊断：溃疡性结肠炎。患者因经济原因使用"地塞米松 5 mg，灌肠，每日 1 次"。大便次数减少，性状好转，腹痛减轻，持续 2 个月后停药。停药后症状反复，改用中药汤剂、整肠生、固肠止泻丸及中药灌肠等治疗，效果时好时坏，且出现失眠。

一年零五个月前，因家中老人去世再次出现腹痛、腹泻，程度及频率均加重，失眠亦加重，当时复查肠镜：原直肠溃疡、水肿消失，诊断：溃疡性结肠炎（直肠型，缓解期），给予标准的美莎拉嗪口服及灌肠治疗，49 天后患者大便每日 1 次，仍不成形，腹痛缓解，随后停药。11 个月前，患者丈夫疑诊有恶性肿瘤，因对丈夫的身体健康过于担忧，以至于寝食难安，跳了多年的广场舞也放弃了，腹痛、腹泻再次加重，遂就诊于"北京某医院"行小肠 CTE、大肠镜等相关检查，均未见明显异常。由于经济原因未在北京治疗，患者自行加用美莎拉嗪肠溶片治疗，症状无好转，反而进行性加重，出现食欲缺乏，1 个月体重下降约 7 kg。现为求进一步诊治就诊于我科。

既往史：否认高血压、冠心病病史，否认肝炎、结核等传染病病史，无手术及外伤史。无食物、药物过敏史。预防接种史不详，系统回顾无特殊。

个人史：生于原籍，久居当地，未到过牧区及疫区，否认吸烟及饮酒史，否认性病史。

家族史：家族成员无同类疾病，无冠心病、高血压家族史，无肝炎、结核等传染性疾病家族史。无遗传性疾病家族史。

体格检查：T 36.4 ℃、P 73 次/分、R 19 次/分、BP 129/69 mmhg。神清语利，精神萎靡。双肺呼吸音清晰，未闻及干湿性啰音。心率 73 次/分，律齐，各瓣膜听诊区未闻及杂音。腹平坦，全腹无压痛、反跳痛及肌紧张，肝脾未触及，叩鼓音，移动性浊音阴性，肠鸣音正常存在。双下肢无水肿。

辅助检查：

血常规：WBC $4.12×10^9$/L，EO $0.01×10^9$/L，HGB 133 g/L，PLT $245×10^9$/L。

粪便常规：未见异常。粪便涂片：可见酵母样真菌孢子；粪便培养及厌氧菌培养未见异常。

炎症指标：血沉、超敏 C 反应蛋白均正常。

病原体相关检查：病毒系列、γ-干扰素均阴性。

食物过敏原、吸入物过敏原 IgE 定量：均正常；甲状腺功能正常；自身抗体、ANCA、类风湿因子均未见异常。

生化全项：血清钾 2.88 mmol/L。

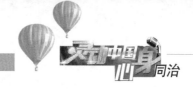

电子结肠镜：回盲部黏膜红斑、结肠黏膜水肿。

电子胃镜：贲门炎、胃多发息肉样隆起（山田Ⅰ型，已钳除）、慢性非萎缩性胃炎、十二指肠球炎。

病理回报：（胃体前壁、胃体大弯，活检）均为胃底腺息肉；（十二指肠球部，活检）黏膜慢性炎症，局灶腺上皮轻度异性增生，嗜酸性粒细胞浸润（热区：15个/HPF）；（回盲部，活检）黏膜慢性炎症，嗜酸性粒细胞进入（热区：30个/HPF），抗酸染色阴性；（乙状结肠，活检）黏膜慢性炎症，嗜酸性粒细胞浸润（热区：约5个/HPF）。

小肠CTE：考虑肝左叶小血管瘤；肝内多发小囊肿，肝右叶钙化灶。

二、 治疗经过 ▶

入院后初步诊断为肠易激综合征（腹泻型）、贲门炎、慢性非萎缩性胃炎、十二指肠球炎、电解质紊乱（低钾血症）、肝血管瘤、肝多发囊肿。给予患者匹维溴铵调节胃肠道功能，双歧杆菌三联活菌胶囊、布拉氏酵母菌散调节肠道菌群，雷贝拉唑抑酸保护胃黏膜，对症补钾治疗等治疗。用药3天后患者腹痛、腹泻的症状仍未见明显好转，情绪紧张，比较焦虑，对自身病情过于关注，进一步为患者完善汉密尔顿焦虑量表测评，评分为22分，明显焦虑，完善汉密尔顿抑郁量表测评，评分为10分，可能抑郁。请精神心理科协助诊治，在原治疗方案基础上加用氟哌噻吨美利曲辛片及乌灵胶囊治疗，用药3天后患者精神较前好转，治疗1周后患者大便每日2～3次，腹痛发作频率减少，失眠较前明显好转，夜间睡眠满意。再次行汉密尔顿焦虑评分，本次15分，为可能焦虑；抑郁量表评分6分，没有抑郁。患者病情逐渐好转后出院。门诊随诊。

出院诊断：肠易激综合征（腹泻型）合并焦虑抑郁状态。

诊断依据：老年女性，慢性病程，病史长达20年，符合；电解质紊乱，低钾血症。

随访：患者出院 2 个月后电话随访，精神状态尚可，无腹痛腹泻等不适，生活状态良好。

三、 案例分析 ▶

对于消化道系统症状且合并情绪焦虑、精神紧张的患者，积极完善相关检查后要注意肠易激综合征的诊断，及时加用抗焦虑等调节植物神经的药物，对症下药，对患者缓解症状、减轻痛苦有很大益处。

四、 专家点评 ▶

对于肠易激综合征，有明确的诊断标准：反复发作的腹痛，最近 3 个月内发作至少每周 1 日，伴有以下 2 项或 2 项以上：（1）与排便相关；（2）伴有排便频率的改变；（3）伴有粪便性状（外观）改变。诊断前症状出现至少 6 个月，近 3 个月符合以上诊断标准。此患者以反复出现的腹痛、腹泻为突出临床表现，常有精神紧张等诱因，汉密尔顿焦虑、抑郁量表评分显示明显焦虑、可能抑郁。起病初期曾反复多次应用"氟哌酸"，大便常规未见异常，肠镜下未发现明显病变，小肠 CTE 未提示肠道病变，抗生素、激素、美莎拉嗪等治疗均只有一时疗效或无效；炎症指标均正常；病原学检查：大便培养、厌氧菌培养（艰难梭菌）、病毒系列、γ-干扰素均阴性；自身抗体、过敏原、外周血嗜酸细胞计数、甲状腺功能等化验检查均未见异常。

在临床工作中，人们通常主张一元论来解释病情，在完善相关检查后无明确器质性疾病的时候，需考虑功能性疾病的可能。随着经济社会的发展，越来越多的患者有更大的精神和心理压力，临床医生应多加重视功能性疾病，在治疗胃肠道器质性疾病的同时兼顾精神心理健康，及时加用抗焦虑、抑郁药物，尽早减轻患者痛苦。

（点评专家：河北医科大学第二医院东院区 消化内科 张晓岚）

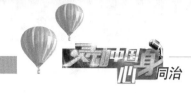
二神无主
——花季少女的两个大脑失动力

浙江中医药大学附属第一医院 消化内科 **叶成**
浙江中医药大学附属第一医院 心理精卫科 **朱翔贞**

▌一、 病例就诊情况介绍 ▶

单某，女，21岁，学生（大一休学中）。主诉：诊断糖尿病16年，反复腹痛、呕吐1年余。

现病史：患者16年前出现口干、多饮、体重下降，当地医院诊断"1型糖尿病"，予胰岛素补充治疗。1年多前患者出现上腹阵发绞痛，偶呕吐胃内容物，于浙江大学附属第一医院就诊，考虑诊断"糖尿病胃轻瘫"，予肠内营养、促胃肠动力药物治疗。患者经药物治疗后效果不佳。入住我院后完善核素胃排空显像：半排时间545分钟，2小时后残留70%，于2019年3月18日行内镜下幽门括约肌切开术（G-POEM），并请内分泌科会诊指导胰岛素调整（2019年5月16日改为胰岛素微泵）。患者腹痛缓解，胃排空显像较前改善。后患者上腹痛、呕吐胃内容物仍间断反复发作，多次消化内科住院，期间予利那洛肽＋乳果糖促排便，普卢卡必利促胃肠动力，肠内营养支持。患者多次肠源性感染发作，使用广谱抗生素治疗，并于2019年10月行经鼻空肠管粪菌移植2次。同时，经心理卫生科会诊后考虑患者存在抑郁状态，先后予氟哌噻吨美利曲辛、舍曲林、米氮平治疗。1周前患者腹痛、呕吐再发，伴腹胀，心悸、乏力，活动减少，话少，对周围事物兴趣减少，经常发呆，时有独自流泪，遂再次入我科治疗。

患者近1周来夜间睡眠差，入睡困难，眠浅易醒，梦多，容易早醒，食纳差，大便量少，尿稍频数，量少，体重无明显改变。

既往史：1型糖尿病10余年，胰岛素皮下泵降糖，血糖控制欠稳定，青光眼、白内障病史。磺胺过敏史。

个人史、家族史：无特殊。

查体：精神稍软，消瘦貌，BMI：$15.1\ kg/m^2$，皮肤巩膜无黄染，双肺呼吸音清，未闻及干湿啰音，心脏未闻及杂音。腹部平，肠鸣音正常，移动性浊音阴性，腹软，上腹有压痛，无反跳痛，肝脾肋下未触及，腹部未触及包块。双下肢无水肿。

实验室检查：血常规、大便常规及隐血正常。

腹部立位平片、小肠造影、腹部增强CT检查：可见小肠动力良好，胃腔偏充盈，大肠扩张积气明显。

胃镜：食管黏膜充血水肿，食管炎明显，胃黏膜水肿，G-POEM术后瘢痕可见。

入院诊断：① 糖尿病胃轻瘫；② 不全性肠梗阻；③ 1型糖尿病；④ 糖尿病视网膜病变；⑤ 慢性肾功能不全。

二、 治疗经过 ▶

肠梗阻导管减压，肠外营养支持，间断口服瑞代补充，乳果糖＋普鲁卡必利＋利那洛肽通便，泮托拉唑抑酸。

胃、结肠动力差，内科保守治疗未见明显缓解，转入胃肠外科经全科讨论后考虑暂无手术指征，回到内科。

患者病情复杂，精神症状表现突出，内科治疗效果不佳，联系心理卫生科会诊。

精神检查：

一般表现：意识清，定向力佳，接触被动。胃纳差，睡眠差，入睡困难，眠浅梦多，容易早醒。小便正常，大便量少。

认知过程：思维迟缓，脑子反应变慢，未查及思维内容障碍。注意力不集中，经常发呆。粗查智能未见明显异常。自知力存在。

情感表现：情绪低落，愁眉苦脸，独自流泪。兴趣减退，对什么都不感兴趣。精力缺乏，感觉浑身没力气，几乎整天卧床。否认既往情绪高涨、兴奋话多。

意志行为：意志活动减退，不想讲话，不想活动，什么也不想做。未见冲动、攻击、自伤等异常行为。

艾森克人格问卷（EPQ）：内外向得分40，神经质得分70，精神质得分35，掩饰程度得分50。

匹兹堡睡眠质量指数（PSQI）：16分。

临床诊断：单次发作抑郁障碍。

治疗：度洛西汀30 mg，每日1次；乌灵胶囊，每次3粒，每日3次。1个月后，度洛西汀90 mg，每日1次；乌灵胶囊，每次3粒，每日3次。

治疗后评估：

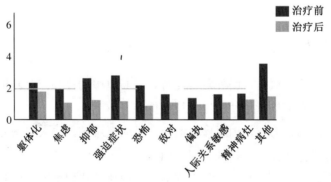

症状自评量表（SCL-90）测评治疗前、后对比

随访及预后：患者小肠动力快，胃以及大肠动力差，后症状仍有反复，于胃肠外科行回肠造瘘术，术后恢复可。

三、 案例分析 ▶

胃轻瘫最常见的病因为糖尿病，临床容易被忽视。其治疗包括促胃肠动力药物、电刺激、内镜下幽门括约肌切开术以及外科手术。本例患者在儿童时诊断为1型糖尿病，并出现视力障碍，糖尿病相关神经损伤重，消化道动力影响明显，G-POEM手术效果不理想。

患者曾发奋学习考入大学，但因疾病休学，病痛折磨而难以入睡。同时，患者处于抑郁状态，大脑动力不足。此时，心理评估、抗抑郁药物治疗、家庭治疗的干预，是打破该闭路的重要一环。

四、 专家点评 ▶

花季少女，糖尿病胃轻瘫、严重便秘，长期卧床，促胃肠动力的治疗至山穷水尽、疗效甚微，最终在心身理论指导和治疗下，重获新生。

（点评专家：浙江省中医院 消化内科 范一宏）

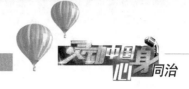

圈中心事有谁懂？

广东省人民医院 消化内科　郑中文

广州医科大学附属脑科医院 心身医学科　李强

▌一、 病例就诊情况介绍 ▶

何某某，女性，37 岁。主诉：上腹胀痛、恶心、干呕半天。

现病史：发病前一天大量饮酒；平素胃纳佳，三餐基本规律。

既往史、个人史、家族史均无特殊。

初步判断：过量饮酒、宿醉反应？

初步治疗：埃索美奥美拉唑 20 mg，口服，共 3 天；铝碳酸镁咀嚼片 500 mg，口服，共 3 天；禁食或全流半天、半流一天，同时注意休息，必要时静脉输液。

追问病史："反复上腹胀、嗳气多年，加重伴口气重半年余"。餐后腹胀、嗳气明显，时有反酸，有晨起口苦，无"烧心"；精神、睡眠、胃纳佳，大、小便如常，肛门排气排便与症状无关。平素无常规体检，否认酒精依赖史。

辅助检查：

B 超报告：① 各房室不大，左室壁运动正常；各瓣膜形态及活动正常；轻度三尖瓣反流。② 双肾、膀胱未见明显异常。③ 肝内胆管多发结石；胆、脾、胰未见明显异常。

胃食管反流症状评分量表（GERD-Q）检查：测评结果为总分

10分。

血常规、生化检查、甲状腺功能、糖化血红蛋白、肿瘤指标、尿/粪常规、凝血指标、术前四项、胸片、ECG 均未见异常。

胃镜报告：① 幽门螺杆菌感染；② 慢性浅表性胃炎伴糜烂及萎缩。

二、 治疗经过 ▶

埃索美拉唑肠溶片 20 mg，每日 2 次，共 14 天；阿莫西林胶囊（PG 皮试阴性）1 000 mg，每日 2 次，共 14 天；克拉霉素片 500 mg，每日 2 次，共 14 天；枸橼酸铋钾颗粒 220 mg，每日 2 次，共 14 天。

后续以埃索美拉唑镁肠溶片、替普瑞酮治疗，共 8 周。

复查胃镜显示（2019-08-29）：① 慢性浅表性胃窦炎伴萎缩；② Hp 阴性。

GERD-Q 再测评，总分为 7 分。

治疗给予：雷贝拉唑钠肠溶片 10 mg，每日 2 次，共 4 周；伊托必利片 50 mg，每日 3 次，共 4 周；复方消化酶胶囊 1 粒，每日 3 次，共 4 周；替普瑞酮 50 mg，每日 3 次，共 4 周。

追问病史：因家族原因，可能导致未来生活上的重大变故，导致心情差、失眠、紧张、担心。

精神检查：意识清楚、言语流利，语量少，语声低微，虚弱无力，哭诉病情，年貌相符，定向力完整，接触合作；思维迟缓，注意力不能集中；近记忆力减退、智能未见异常；自知力不完整；情绪低落、兴趣减退、易疲劳、紧张、担心；做事没有动力，活动减少，勉强自己参加社交活动，称"想发泄自己的情绪"。

焦虑自评量表、抑郁自评量表评分

项目	总粗分	标准分	程度
焦虑自评（SAS）	64	80	重度焦虑状态
抑郁自评（SDS）	61	76	重度抑郁状态

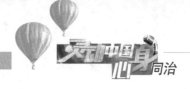

调整诊断为：① 重度抑郁、焦虑状态；② 功能性消化不良。

用药：埃索美拉唑肠溶片 20 mg，每日 2 次，共 4 周；依托必利 50 mg，每日 3 次，共 4 周；乌灵胶囊 3 粒，每日 3 次，共 4 周、普萘洛尔片 10 mg，每日 3 次，共 2 周。

嘱调节情志，保持身心舒畅。同时转诊心理专科。

心理专科诊断：① 重度抑郁发作，目前为不伴有精神病性症状；② 伴焦虑特征。

心理治疗：① 心理健康教育；② 个体 CBT：纠正歪曲认知及不合理信念；③ 团体 DBT：正念、接纳；④ 失眠认知行为治疗（CBTI）：掌握科学睡眠知识，调整睡眠；⑤ 其他治疗：放松治疗，舞动治疗。

2 周后随访结果：餐后饱胀、嗳气明显减少，1～2 次/周，无明显反酸、恶心。

项目	评分	程度
焦虑自评（HAMA）	8	轻度焦虑状态
抑郁自评（HAMD）	10	轻度抑郁状态

项目	总粗分	标准分	程度
焦虑自评（SAS）	35	44	正常
抑郁自评（SDS）	32	40	正常

目前症状持续缓解：维持服用乌灵胶囊，按需用埃索美拉唑＋铝碳酸镁片。

三、案例分析 ▶

甄别和评估精神心理因素的存在及其影响作用，远比想象中难！

中成药在西医医生心目中地位有待提高，或可大放异彩！

由心到身易，由身到心难！

路在脚下，事在人为！

四、 专家点评 ▶

　　功能性胃肠疾病是消化科门诊最常见的一大类疾病，其发病与 Hp 感染、动力、肠道微生态及精神心理因素相关。其中精神心理因素在该病因中占有重要的地位，此病例就生动地展示了精神心理因素与功能性胃肠病之间的密切关联性。希望通过这个病例，让大家认识到：消化道症状的背后可能不仅仅是消化道的问题，我们需要更多地关注精神心理因素在疾病发病中的重要性。

　　身心同治，才能殊途同归。让我们在心身医学发展的路上贡献自身的一份力量！

（点评专家：广东省人民医院 消化内科　沙卫红）

双管齐下"脑-肠"轴
"肠"治久安人舒畅

南京医科大学第一附属医院（江苏省人民医院） 消化科 **姜亚**

南京医科大学第一附属医院（江苏省人民医院） 临床心理科 **王昊飞**

▌一、病例就诊情况介绍 ▶

陈某某，女，30岁。主诉：排便次数减少，伴腹痛6月余。

现病史：患者近半年来每2～4天才排便1次，便意减少，粪便干硬，并且伴有排便费力。此外，患者经常有下腹隐痛及胀气，排便后可部分好转，严重时需要"开塞露、肠清茶"辅助排便，纳可，睡眠欠佳，体重稳定。

既往史：身体健康，否认慢性病（糖尿病、帕金森病、甲状腺功能减退、系统性硬化症等）、手术史（剖宫产术、胃肠手术等）、特殊药物（钙离子拮抗剂、阿片类药物、解痉剂、止泻剂、抗抑郁药等）服用史。

体格检查：神志清，精神一般，神情焦急。心肺查体未见异常。腹部平软，全腹无压痛及反跳痛，肝脾肋下未及，移动性浊音阴性，墨菲征阴性，麦氏点无压痛，肠鸣音每分钟3次。双下肢未见水肿。

辅助检查：

血常规、尿常规、生化全套、甲状腺功能：未见明显异常。

粪便常规＋隐血：正常。

全腹部CT平扫：未见异常。

结肠镜：所见结直肠黏膜大致正常。

初步诊断：便秘型肠易激综合征（IBS-C）。

排除消化系统器质性疾病，功能性便秘，全身性疾病（代谢性、神经性、自身免疫性疾病），药物相关疾病。

二、 治疗经过 ▶

嘱患者多饮水（每天 1 500～2 000 ml）、多食粗粮及蔬菜水果、规律体育锻炼、建立良好的排便习惯；

小麦纤维素（3.5 g，每日 2 次）＋双歧杆菌三联活菌（420 mg，每日 3 次），2 周：排便次数改善，1～2 天排便 1 次，但粪便偏硬，腹痛腹胀无明显改善；

加用乳果糖（10 ml，每日 3 次）＋匹维溴铵（50 mg，每日 3 次），共 2 周：患者粪便性状改善，排便每日 1～2 次，但仍有腹痛，并且腹胀较前加重。

精神心理评估：

焦虑、抑郁筛查量表：① GAD-7：评分 7 分（为轻度焦虑）；② PHQ-9：评分 5 分（为轻度抑郁）。

修正诊断：① 便秘型肠易激综合征（IBS-C）；② 焦虑、抑郁状态（轻度）；③ 睡眠障碍。

治疗方案调整：

① 药物治疗：加用"乌灵胶囊 3 粒，每日 3 次"口服改善睡眠及情绪障碍。

② 认知行为治疗（CBT）：心理教育：对 IBS 患者进行健康教育，解释"脑-肠"轴、生理应激反应及行为治疗的基本原理，消除患者心中的疑虑和负担；放松策略：最常用的技术是横膈膜呼吸技术；认知重建：跟踪与症状相关的想法和压力事件，然后由治疗专家标出灾难化模式的部分内容，使用认知重组技术帮助患者形成更准确、更平衡地对待压力和症状的观点，患者需继续练习这些技能，直到最终新的认知方式

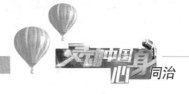

能够自然地融入日常生活；解决问题的策略：鼓励患者更灵活地应对不可控的压力源并使用以情绪为中心的应对策略。

治疗转归：

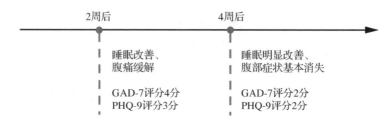

2周后	4周后
睡眠改善、腹痛缓解	睡眠明显改善、腹部症状基本消失
GAD-7评分4分 PHQ-9评分3分	GAD-7评分2分 PHQ-9评分2分

▎三、 案例分析 ▶

"心身同治"是消化科功能性胃肠病的诊疗核心；建立充分信任的医患关系，是发现隐匿"心理问题"的关键（倾听、共情）；维护患者生理、心理、社会功能健康，是展现"医者仁心"的最佳形式。

▎四、 专家点评 ▶

本案例从临床常见的消化系统功能性疾病便秘型肠易激综合征（IBS）入手，病例梳理层次清晰，诊治经过规范合理，深入浅出地阐释了"脑-肠轴互动"在IBS治疗中的重要地位。IBS是一种身心共患疾病，患者通常合并有焦虑、抑郁等心理障碍及睡眠问题，单纯治疗消化道症状，患者往往满意度较低。在本案例治疗过程中，仔细评估了患者的心理状态及背后的原因，结合共识意见和临床实践经验，通过使用口服乌灵胶囊、心理疏导和认知行为疗法，帮助患者改善了躯体、心理和睡眠症状，是"心身同治"的典范。

（点评专家：江苏省人民医院 消化科 姜柳琴）

苦在肠中口难开

浙江大学医学院附属第二医院 消化内科　　**王瑜琪**

浙江大学医学院附属第二医院 精神科　　**于洋**

一、病例就诊情况介绍 ▶

王某某，男，29 岁，研究生学历。主诉：反复腹痛腹泻 1 年余，加重 3 个月。

现病史：患者 1 年多前因不洁饮食后出现腹痛腹泻，为稀便，不成形，自行服药（具体不详）后缓解。期间症状反反复复，腹泻次数为每日 1~4 次，每周发作 1~5 天，每次解便后腹痛可缓解。于当地医院消化科多次就诊，服用药物后症状可部分缓解。半年前外院查肠镜示直肠炎，予药物治疗腹泻腹痛未见明显缓解。3 个月前工作得到晋升，但是感工作压力增加，工作应酬交往变多，腹泻和腹痛较前加重，伴有多思多虑，担心自身健康。病来神清，胃纳睡眠可，大便如上所述，小便无特殊。生病以来体重无明显变化。

既往史、家族史、个人史：无特殊。

入院查体：神志清，心肺听诊无异常，腹平软，全腹部无压痛及反跳痛，肝脾肋下未触及，无移动性浊音，肠鸣音每分钟达 5 次。定向力完整，接触合作，倾诉欲望强，表情忧愁，对答切题，衣着得体。感知觉、记忆、注意力和智能无殊。情绪焦虑，意志活动略下降，自知力存在。

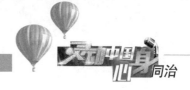

辅助检查：

血常规、粪常规、肝肾功能、电解质、甲状腺激素、免疫相关抗体、血铅、钙防卫蛋白、肿瘤标志物等无特殊。胸腹部增强 CT、小肠 CT 等未见明显异常。

胃镜检查：慢性非萎缩性胃炎，Hp（－）。肠镜检查：直肠炎。患者要求重复行胃肠镜检查，均未见异常。

初步诊治：肠易激综合征（腹泻型，IBS-D），予"曲美布汀 0.1 g，每日 3 次＋匹维溴铵 50 mg，每日 3 次＋蒙脱石散 3 g，每日 3 次"对症治疗。治疗 1 个月后患者症状未见明显缓解。

补充检查：

汉密尔顿焦虑量表：躯体性焦虑评分 6 分，精神性焦虑评分 13 分；汉密尔顿抑郁量表 17 项评分 9 分、24 项评分 10 分；SCL-90 量表焦虑评分 85.12 分；恐怖评分 107.11 分；自主神经系统不平衡。

医患交谈中了解到患者个人较偏执，焦虑，工作及生活压力较大，曾有出门时出现急性腹痛腹泻而急于寻找卫生间的经历，这成了难言之隐。之后患者惧怕到陌生环境，担心以往经历再次发生。

修正诊断：① 肠易激综合征（腹泻型，IBS-D）；② 焦虑障碍。

二、 治疗经过 ▶

予"匹维溴铵 50 mg，每日 3 次；枯草杆菌二联活菌 500 mg，每日 3 次；乌灵胶囊 3 粒，每日 3 次"治疗。同时予认知行为疗法，调整作息，嘱低 FODMAP 饮食。

1 个月后患者症状明显缓解，腹泻发作次数减少为≤1 天/周，HAMA 评分 7 分。

2 个月后患者症状完全缓解，无腹痛腹泻，生活恢复正常。

三、 案例分析 ▶

1. 注重医患沟通：门诊诊疗时间有限，往往忽略了深入沟通，加强医患交流有助于了解疾患的背后成因。

2. 消除疾病羞耻感：许多患者往往拒绝精神科就诊或使用精神类药物，功能性胃肠道联合门诊和乌灵胶囊等中成药可有效帮助患者减少疾病羞耻感，增加依从性。

四、 专家点评 ▶

肠易激综合征（IBS）以腹痛、腹胀或腹部不适为主要症状，与排便相关或伴随排便习惯如频率和（或）粪便性状改变，通过临床常规检查，尚无法发现能解释这些症状的器质性疾病。在全球范围内发病率为 $9\% \sim 16\%$，我国 IBS 总体患病率为 $1.4\% \sim 11.5\%$。IBS 存在就诊率低和诊断延迟现象，显著影响患者的生活质量。IBS 是多种因素共同作用引起的肠-脑互动异常，常伴发焦虑、抑郁等表现。急性和慢性应激均可诱发或加重 IBS 症状。治疗在临床上仍然具有挑战性。医患之间良好的沟通和信任关系是正确选择治疗策略、取得满意疗效的前提。诊治从生物-心理-社会模式出发，挖掘疾病背后的心理因素，药物与非药物治疗相结合，可消除或缓解症状、提高生活质量。中医药以辨证论治和整体观作为指导，在改善胃肠道症状和提高生活质量方面具有独特优势。

（点评专家：浙江大学医学院附属第二医院 消化内科 王彩花）

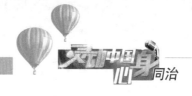

妈妈的更年期烦恼

东南大学附属中大医院 消化内科　**陈璐**

东南大学附属中大医院 心身医学科　**刘晓云**

■ 一、病例就诊情况介绍 ▶

薛某某，女，54 岁，务农。主诉：反酸、"烧心" 3 年，加重 1 周。

现病史：患者自 2019 年 6 月起出现反复反酸、"烧心"，于外院完善胃镜提示反流性食管炎，慢性胃炎；病理提示中度慢性浅表性胃炎伴急性活动。诊断为"反流性食管炎"，遵医嘱先后服用多种抑酸药物均效果不佳，未予重视。自 2020 年 7 月起，薛女士自觉不适症状较前显著加重，伴有咽喉部异物感，不能忍受，严重影响日常生活。病程中，患者神清，精神可，体力较前无明显下降。食纳睡眠欠佳，大小便正常，近期体重无明显增减。

既往史：2 型糖尿病，长期口服降糖药物，血糖控制可。

个人史、家族史：无特殊。

入院查体：神志清，精神可，心肺听诊无异常，腹平软，全腹部无压痛及反跳痛，肝脾肋下未触及，无移动性浊音，肠鸣音正常。

精神检查：

一般情况：意识清晰，定向力完整，接触尚可，步态自如，日常生活可自理。

认知功能：对答切题，否认幻觉及其他感知觉异常，思维内容及思维形式正常，注意力、记忆力下降，智商未见明显异常，自知力缺如。

情感活动：自诉存在焦虑体验，担心得食管癌，情感反应与外界协调，未引出持续心境低落、兴趣下降、自杀观念、兴奋、话多等症状。

躯体症状：发酸、烧心等躯体化症状；睡眠障碍，表现为眠浅易醒、多梦，醒后乏力，食欲减退，无性欲低下等。

意志行为：基本正常，无冲动、攻击行为，主动求医。

辅助检查：

入院后完善血常规、肝肾功能、电解质、甲状腺功能、头颅及全腹部 CT 均未见明显异常。

Gerd-Q 量表评分：12 分。

胃镜检查：食管下段数条条索状糜烂溃疡灶，破损黏膜部分融合，病变范围小于食管环周 75％；诊断为反流性食管炎（LA-C 级）。

食管阻抗-pH 监测：存在病理性酸反流，以弱酸反流为主，监测期间"烧心"症状与酸反流相关。

诊断考虑：① 难治性反流性食管炎（LA-C 级）；② 焦虑状态（中度）；③ 2 型糖尿病。

二、 治疗经过 ▶

结合患者病史、查体、辅助检查，患者反流难治的原因为抑酸不足，予 P-cab 伏诺拉生，20 mg，每日 1 次，强化抑酸；莫沙必利 5 mg，每日 3 次，促胃肠动力治疗。疗程共 8 周。8 周后随访，患者反酸、烧心明显缓解，仍有明显咽部异物感。为进一步明确患者 GERD 食管外症状病因，完善上消化道造影排除食管裂孔疝，多科会诊后排除咽部、肺部器质性疾病及过敏性疾病。排除上述病因后，考虑患者存在内脏高敏感可能，结合患者情绪焦虑、睡眠障碍，遂请心身医学科医生会诊。患者完善焦虑量表评估：GAD-7 评分为 12 分；程度为中度水平；抑郁量表未见显著抑郁。嘱患者调整生活节奏、进行认知心理治

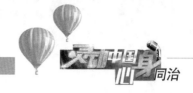

疗，予抗焦虑药物帕罗西汀，20 mg，每日 1 次口服。2 周后患者焦虑缓解，仍有多梦、睡眠不踏实、晨起乏力。在原有药物基础上加用乌灵胶囊 3 粒，每日 3 次，辅助调整睡眠。1 个月后随访，患者无明显反酸、"烧心"、咽部异物感，睡眠、焦虑均显著改善。复评 Gerd-Q 量表评分降至 3 分，焦虑量表提示无明显焦虑。2023 年 5 月随访患者，自诉无明显反酸、"烧心"、咽部异物感，偶有失眠，无明显焦虑，情绪稳定。焦虑抑郁量表提示无明显焦虑、抑郁。

三、案例分析 ▶

难治性反流性食管炎的病因众多，在临床上我们往往通过内镜、食管高分辨率测压、食管阻抗-pH 监测综合判断病因。此病例中，患者难治的原因为抑酸不足，但通过充分抑酸后，患者食管外症状仍难以缓解。我们从心身医学角度，探寻到其根本原因为焦虑状态所致。

此病例让我们认识到消化心身疾病联合诊治的重要性，让我们学会从不同角度对疾病进行诊治及管理。

四、专家点评 ▶

这是一例难治性反流性食管炎合并心身问题的典型病例。该病例从心身医学的角度，探究了难治性反流性食管炎的病因，最终明确了患者在抑酸不足的基础上合并焦虑状态，通过心身联合治疗，病人在短期内就获得了满意的疗效。该病例的诊治过程体现了心身同治的重要价值。俗话说，"胃肠道是情绪的晴雨表"，目前消化领域对合并心身疾病的研究越来越重视。面对目前心身疾病的爆发，要转变医学模式，从纯生物的医学模式转化成生物—心理—社会学整体医学模式。这个过程任重道远，需要每一位医学同仁坚持不懈。

（点评专家：东南大学附属中大医院 消化科 施瑞华）

道不明的烦，抑不住的"酸"

温州市中心医院 消化内科　**陈志祥**

温州市中心医院 神经内科　**葛利娜**

■ 一、病例就诊情况介绍 ▶

王某某，女，47岁，家庭主妇，大专文化。主诉：反酸、"烧心"、嗳气半年余。

现病史：患者半年多前无明显诱因下出现反酸、"烧心"，伴嗳气，每天发作，烦躁、紧张时加重，伴上腹隐痛、腹胀。曾就诊多家医院，诊断："胃食管反流病"，予多种制酸药物治疗，疗效不佳。

发病来，患者精神软，入睡困难，多梦易醒，食欲下降，体重下降约3 kg，大便每周1~2次，小便清长。

既往史、个人史、家族史：无特殊。

月经史：近1年经量减少、经期间隔延长。

体格检查：体温36.5 ℃，心率80次/分，呼吸18次/分，血压118/76 mmHg。神志清，全身皮肤、黏膜及巩膜无黄染，全身浅表淋巴结未触及肿大，双肺呼吸音粗、未闻及干湿啰音，心律齐，未闻及心脏病理性杂音，腹平软，无压痛及反跳痛，肠鸣音正常，肝脾肋下未及，无移动性浊音，双下肢无浮肿，神经系统查体未及特殊异常。BMI：18.8 kg/m²。

精神检查：神志清楚，情绪低落，求治欲望强烈，注意力集中，感

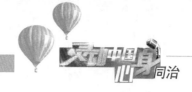

知觉完整，思维有序，记忆力、计算力、理解与判断均无异常表现。

辅助检查：

（1）胃食管反流病量表问卷（Gerd-Q）评分：7分。

（2）实验室及影像学检查

① 实验室检查：血清生化、免疫、肿瘤标记物等未见明显异常。

② 影像学检查：胸部CT平扫、全腹部CT平扫、冠脉CTA、心电图均未见明显异常。

（3）胃镜检查显示：慢性胃炎。病理："胃窦"黏膜慢性非萎缩性炎。

（4）食管测压：下食管括约肌抗反流功能正常，食管体清除功能正常。

（5）24小时食管pH-阻抗监测（OFF-PPI）：DeMeester评分：1.9分；AET：0.4%；反流症状指数（SI）：20%；反流症状相关概率（SAP）：73.7%。提示无病理性反流，症状与反流无明显相关。

二、 治疗经过

诊断：

① 患者反酸、"烧心"，结合食管动力学检测结果，诊断"功能性烧心"。

② 患者频繁嗳气，结合嗳气症状时间点的阻抗监测，诊断合并"过度胃上嗳气症"。

分析其社会心理因素：

生理	围绝经期综合征
心理	对衰老的抗拒，对疾病的认知误区，久治无效后的恐慌
家庭社会因素	疫情造成经济压力大、丈夫冷落；家庭主妇对自身社会价值的否定

进一步精神量表评估：

评估内容	量表及评分	结论
睡眠评估	PSQI：17 分	睡眠质量很差
躯体化症状 自评量表	SSS（20 项）：43 分	中度躯体症状障碍
焦虑量表评估	HAMA（14 项）：19 分、SAS：56 分	肯定的、轻度的焦虑症状
抑郁量表评估	HAMD（24 项）：18 分、SDS：55 分	可能的、轻度的抑郁症状

明确诊断及背后生理、心理、社会因素后，根据罗马Ⅳ功能性胃肠病治疗金字塔，制定如下治疗方案：

（1）建立良好医患沟通，加强患者宣教，调整生活方式、合理饮食运动。

（2）认知行为疗法：纠正患者对疾病的错误认知，指导通过正念冥想、记日记等表达情绪、心理、人际需求；向家属解释这类疾病的特点及患者心理需求，增强患者的家庭社会支持系统。

（3）药物治疗：伊托必利片 50 mg，1 天 3 次，促胃动力；盐酸舍曲林片 50 mg，1 天 1 次，神经调节治疗。

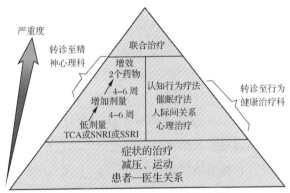

罗马Ⅳ功能性胃肠病治疗金字塔

随访：治疗 2 周，患者反酸、"烧心"、嗳气有缓解，睡眠仍欠佳，PSQI 仍为 17 分，予加用乌灵胶囊 3 粒，1 天 3 次。治疗 8 周，患者嗳气消失，反酸、烧心明显减轻，睡眠好转（PSCI 评分 8 分），焦虑情绪明显改善（SSS 评分 32 分、HAMA 评分 13 分、SAS 评分 45 分）。

积极服药同时加入烘焙学习班，早晚固定外出运动；得到丈夫陪同支持，夫妻沟通增多，战胜疾病信心增加，症状改善令患者及家属满意。

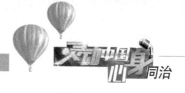

▎三、案例分析 ▶

PPI治疗应答不佳的反酸、"烧心"，需考虑功能性"烧心"。功能性"烧心"重叠过度胃上嗳气症的患者往往有社会心理因素背景。脑肠轴在功能性食管病发生中起到介导作用，社会心理因素可诱发脑肠互动异常，从而引发食管症状。在关注消化系统症状的同时，需聚焦背后生物-心理-社会因素。加强生活方式管理和认知行为干预是治疗功能性食管病的基础，良好的沟通是建立医患信任的桥梁，提升患者对消化系统症状与精神心理因素相关性的认识，可增加治疗依从性，以更好地接受精神心理治疗。小剂量抗抑郁药是治疗功能性"烧心"重叠过度胃上嗳气症的一线药物。乌灵胶囊在功能性胃肠病合并心身障碍的治疗中起协同作用，尤其适合特殊生理阶段的女性。

▎四、专家点评 ▶

反酸、"烧心"是消化科常见的临床症状，它可以由一系列疾病引起，不同病因治疗方法不同，因此寻找病因至关重要。过去在生物—医学模式下大多数医生只关注患者躯体表现而忽视其背后心理、社会因素。消化道是情绪器官，长期慢性心理应激可通过脑-肠互动或直接作用于胃肠蠕动导致胃肠道结构和功能的变化。随着生物-心理-社会医学模式的发展，我们发现消化系统心身疾病已位居内科心身疾病之首。所以临床医生在工作中应关注患者的心理状态，在使用消化专科治疗方法的同时结合精神药物、心理治疗和人文关怀。该病例的诊断过程符合功能性烧心的标准诊断流程，治疗方面除了联合神经调节剂，也强调了认知—行为干预、家庭社会支持，人文关怀、良好医患沟通贯穿整个诊疗过程，很好地体现了"脑肠互动、心身同治"的理念。

（点评专家：东南大学附属中大医院 心身医学科 袁勇贵）

心身同治，解腹痛　胃肠安稳，人舒心

昆明医科大学第一附属医院 老年消化科　**董建龙**

昆明医科大学第二附属医院 神经内科　**李馨蕊**

■ 一、病例就诊情况介绍 ▶

朱某某，女，48岁，教师。主诉：反复腹痛2月余。

现病史：患者2个月前无明显诱因出现腹痛，以中上腹、脐周，呈烧灼样，夜间及晨起明显，伴反酸、"烧心"、乏力、心悸、出汗；后至云南省某医院完善胃肠镜检查，显示：慢性非萎缩性胃炎，肠镜检查无异常。服用抑酸、护胃药物后无缓解。门诊以"腹痛查因"收住入院。起病以来，患者精神、饮食、睡眠差，入睡困难，夜间易醒，总睡眠时间每天4～5小时，大小便正常，近2个月体重下降10 kg。

既往史："2型糖尿病"病史3年余，目前予"格列齐特缓释片30 mg，每日1次；阿卡波糖50 mg，每日3次"控制血糖，空腹血糖5～7 mmol/L，餐后2小时血糖7～9 mmol/L；否认"高血压、冠心病"病史；否认"肝炎、结核"传染病史；8年前因"左肾上腺肿瘤"行"左侧肾上腺肿瘤切除术"；否认外伤史、中毒史；否认职业病、传染病史；否认疫区居住史、疫水接触史；否认药物、食物过敏史。按规律预防接种。

个人史：近三年来因工作压力大出现过度担心、紧张。近半年多来加重，继发焦虑抑郁，评估发现患者可能存在情绪问题。已婚，育有一

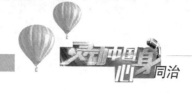

子，丈夫及儿子身体健康。

家族史：父母健在，否认家族性遗传病史。

入院体检：

体格检查：生命体征平稳，体形消瘦，BMI：16.8 kg/m^2。全腹软，剑突下压痛，肝脾肋下未触及。Murphy 征阴性。肝肾区无叩击痛，移动性浊音阴性。肠鸣音正常，每分钟 4 次，未闻及血管杂音。

精神检查：神志清楚，定向完整，语言语速正常，衣冠整洁得体，主被动接触可，问答切题。未查及幻觉、妄想等精神病症状，情感活动协调一致。未有思维形式、内容障碍；否认强迫观念。智力、理解领悟能力粗测正常。表情略显痛苦，存在焦虑情绪，心情烦躁。讲话总唉声叹气，担心给家人带来负担，情绪低落、自卑表现，存在消极观念。坐立不安，兴趣爱好减退，做事注意力不集中。入睡困难、乏力、倦怠。自知力存在，有强烈的求治愿望。

辅助检查：

尿常规提示：白细胞＋＋＋；尿培养提示：大肠埃希菌 50％、粪肠球菌 50％；菌群计数：4 000 cfu/ml。

血常规、大便常规加潜血、肝肾功、血脂、甲状腺功能、心肌酶、肿瘤标志物均正常。

胃镜示：慢性非萎缩性胃炎（胃窦）。

肠镜示：回肠末端及结直肠黏膜未见异常。

口服法小肠钡餐检查示：① 胃-食管反流；② 轻度胃下垂；③ 慢性浅表性胃窦炎。

24 小时食管 pH 测定：提示存在酸反流。

胃食管反流症状（Gerd-Q）评分：阳性。

初步诊断：① 胃食管反流；② 尿路感染；③ 慢性非萎缩性胃炎（胃窦）；④ 2 型糖尿病；⑤ 轻度胃下垂；⑥ 小肠细菌过度生长。

二、治疗经过

2023年4月22日：予艾司奥美拉唑肠溶胶囊 20 mg，每日 1 次；富马酸伏诺拉生片 20 mg，每日 1 次，抑酸治疗；盐酸伊托比利片 50 mg，每日 3 次，促胃动力，硫糖铝混悬液 1 g，每日 3 次，黏膜保护，利福昔明胶囊 0.2 g，每日 4 次；谷氨酰胺颗粒 0.67 g，每日 4 次，改善小肠细菌过度生长，左氧氟沙星氯化钠注射液 0.5 g 静脉滴注控制尿路感染，酒石酸唑吡坦片 10 mg，每晚 1 次，改善睡眠治疗。

2023年4月29日：患者诉反酸、"烧心"症状改善。但患者仍然有比较明显腹痛，严重影响夜间睡眠。因考虑存在情绪问题，请神经内科评估。

睡眠量表：匹兹堡睡眠质量指数量表评分（PSQI）15 分。

焦虑评估：焦虑自评量表评分（SAS）59 分；汉密尔顿焦虑量表评分（HAMA）19 分。

抑郁评估：抑郁自评量表评分（SDS）56 分；汉密尔顿抑郁量表评分（HAMD）17 分。

补充诊断：① 焦虑抑郁状态；② 睡眠障碍。

根据抑郁焦虑量表评估结果，在原来抑酸、促胃动力基础上，予盐酸度洛西汀肠溶胶囊 20 mg，每日 2 次；盐酸曲唑酮片 25 mg，每晚 1 次；米氮平片 7.5 mg，每晚 1 次；乌灵胶囊 3 粒，每日 3 次，改善睡眠，调节情绪。

2023年5月5日：患者睡眠质量逐渐改善，焦虑及抑郁情绪逐渐好转，腹痛躯体症状好转，睡眠质量及生活质量得到改善。

2023年6月5日：患者门诊复诊，诉腹痛明显好转，情绪平稳，睡眠尚可，生活质量明显改善。

多次精神量表评估分数对比：

	PSQI 评分	HAMA 评分	SAS 评分	HAMD 评分	SDS 评分
基线初评	15	19	59	17	56
第 1 周	12	15	55	15	53
1 个月后	9	12	46	9	45

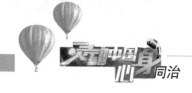

三、 案例分析 ▶

　　情绪障碍的患者常伴有失眠、疼痛、全身不适、感觉异常以及消化、心血管、呼吸、泌尿系统等的症状。在消化系统症状中患者可以表现为腹胀、腹痛、恶心、反酸、嗳气及排便习惯改变等，常常被诊断为胃食管反流病、功能性消化不良、肠易激综合征、消化性溃疡、溃疡性结肠炎等。情绪障碍与消化系统症状二者关系密切，常相互促进、互相影响，二者合为一体。

　　用药时需采用"STEPS＋E"原则，考虑用药安全性（S）、耐受性（T）、疗效（E）、价格（P）、简便（S）＋经验（E）。此病例中选用乌灵胶囊联合治疗，符合该原则。乌灵胶囊是单味中药，机制明确，通过高γ氨基丁酸含量发挥作用，肝肾安全性高，患者依从性好，疗效确切，且有多项高等级临床证据支持。经过综合治疗后，这一位患者的焦虑抑郁状态改善。

四、 专家点评 ▶

　　1. 不明原因消化系统症状可能与精神心理因素相关。

　　2. 尽可能早期诊断，及时规范治疗控制症状。治疗方案建议采取安全性高、不良反应少的方案。联用经循证证据支持的中成药，如乌灵胶囊等，可降低患者西药的用量，药物安全性高，患者依从性好，最终获得良好的治疗效果。

　　　　（点评专家：昆明医科大学第二附属医院　神经内科　　殷梅）

就是咽不下这口——气！

徐州市第一人民医院　消化内科　**张海涵**

徐州矿务集团总医院　神经内科　**单君君**

■ 一、病例就诊情况介绍 ▶

单某某，女，25 岁，美容顾问，大专文化。主诉：间歇性吞咽困难伴恶心、呕吐 1 个月。

现病史：患者自 1 个月前无明显诱因下出现吞咽困难，进食固态、液态食物时均有阻塞感，严重时伴有恶心、呕吐，常于进食 10～20 分钟后出现，呕吐物为内容物，呕吐后阻塞感可稍减轻，无呕血、黑便，无腹痛、腹泻，无胸闷、胸痛。为进一步诊治来诊，拟"吞咽困难原因待查"收住院。患者自发病以来，无畏寒、发热，无心悸、头晕，有轻微咳嗽、咳痰，精神佳，食欲一般，睡眠差，2 个月内体重下降 4 kg，大小便未见异常。

既往史、个人史、家族史：无特殊。

查体：一般情况：神志清，精神可，情绪低落。皮肤、黏膜无黄染，全身浅表淋巴结未及肿大。结膜无苍白，巩膜无黄染。腹平坦，腹肌无紧张，腹部无压痛，无反跳痛，肝、脾肋下未及，胆囊未及肿大，Murphy 征阴性，无肝肾区叩击痛及移动性浊音，肠鸣音每分钟 4 次，双下肢无水肿。

辅助检查：

实验室检查：

血常规：红细胞：$3.49×10^{12}$/L（↓）、血红蛋白：102 g/L（↓）；

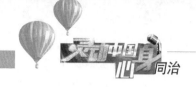

生化：钾：3.28 mmol/L（↓）、白蛋白：39.4 g/L（↓）、总蛋白：63.9 g/L（↓）、前白蛋白：175 mg/L（↓）；肿瘤标志物（女）：糖类抗原 CA24-2：18.10 IU/mL（↑）、糖类抗原 199：42.700 U/mL（↑）；余项未见明显异常。

胃镜检查示：慢性浅表性胃炎。

食管钡餐检查示：食管下段轻度扩张，轻度胃下垂，十二指肠球炎。

食管压力检测：大致正常（LESP、LES 松弛率、食管体部压力均未见异常）。

24 小时动态胃酸检查：存在病理性反流，诊断考虑 Gerd。

初步诊断：非糜烂性胃食管反流病（NERD）。

量表评估：

胃食管反流症状（Gerd-Q）评分：3＋3＋3＝9 分。

精神量表评估：① 广泛性焦虑障碍量表（GAD-7）：9 分——轻度焦虑；② 患者健康问卷抑郁量表（PHQ-9）：5 分——可能轻度抑郁。

修正诊断：① 非糜烂性胃食管反流病（NERD）；② 睡眠障碍；③ 焦虑抑郁状态（轻度）。

二、治疗经过 ▶

初次治疗方案：PPI＋促动力药（雷贝拉唑 20 mg，每日 2 次＋莫沙必利 5 mg，每日 3 次）

治疗 1 周后，患者吞咽哽噎感稍改善，Gerd-Q 评分示 PPI 治疗有效，但较患者心理预期存在差距。患者焦虑情绪明显，且睡眠障碍明显，门诊复诊。

重新评估病情：

近年来受疫情影响个体经营压力大，会因琐事而过度担心。入睡困难，易醒、多梦，不定时发作的吞咽不畅令她气愤、心烦，考虑患者可能存在焦虑、抑郁情况，并伴有睡眠障碍。患者初治效果欠佳的原因是忽略了患者睡眠及心理因素的影响。遂完善心理科会诊，完善量表评估，修正疾病诊断，调整治疗方案。患者拒绝应用抗焦虑抑郁药，对中成药接受度高。

调整治疗方案：

（1）健康宣教＋心理行为治疗。

（2）药物治疗：雷贝拉唑 20 mg，bid＋莫沙必利 5 mg，每日 3 次＋乌灵胶囊 3 粒，每日 3 次（疗程 8 周）。

随访：患者调整方案 2 周后吞咽哽噎感等症状明显改善，睡眠障碍改善。随访 8 周后，患者临床症状改善。Gerd-Q 评分示治疗有效，GAD-7 评分：4 分，PHQ-9 评分：2 分，无明显焦虑抑郁表现。目前已恢复正常工作生活，治疗效果满意。

三、案例分析 ▶

1. 精神心理因素可通过脑-肠轴影响食管动力及内脏敏感性，影响 GERD 治疗效果。

2. 明确的器质性疾病并不代表心理因素不存在，诊治疾病过程需关注患者情绪睡眠等因素，并进行心理量表评测，精神心理科联合诊疗，促进患者身心全面恢复。此例患者拒绝应用传统抗焦虑抑郁药物，因此心理行为治疗及中成药的治疗便尤为重要。

3. 对比常用抗精神类药物，患者对中成药接受度更高，依从性更强，且部分疾病疗效肯定。

4. 药物起效需要时间，需要和患者充分沟通，加强健康宣教及疏导，耐心等待药物起效。

5. 做好患者随访工作，随访情况对验证诊断及评价疗效意义重大。

6. 身不离心、心不离身，身心同治。

四、专家点评 ▶

这是一例从病史采集、检查、诊断、治疗到总结分析都非常完整的

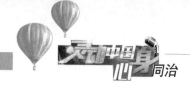

病例。该患者有吞咽哽噎感，予以完善了胃镜、上消化道钡餐、食管测压、24小时动态胃酸检查等检查，明确了胃食管反流病的诊断。又因初次治疗效果欠佳，重新进行细致的病情评估，快速识别患者的精神心理因素，并精准诊断出患者的睡眠障碍及焦虑抑郁状态。最终在消化科和心理科的共同干预下，患者的疾病得以全面评估，治疗效果也非常满意。

　　该病例体现了心身同治的理念，充分展现了器质性疾病和精神心理因素的重叠现象，启发我们在今后的临床工作中，要做到"身不离心，心不离身，身心同治"，使得患者最大程度获益。

（点评专家：徐州市第一人民医院　陈光侠）

【拓展阅读】

　　研究发现，在非梗阻性吞咽困难（NOD）中有一部分患者为胃食管反流病（GERD），且内镜下为阴性，考虑非糜烂性反流病（NERD），以无效蠕动表现为主，对于GERD如何导致吞咽困难的发病机制尚不明确，推测可能与食管——过性酸反流刺激食管痉挛性重复性收缩有关。有研究发现，食管动力异常随食管炎程度加重而加重，提示反流物是引起食管动力异常的重要因素。精神心理因素可通过多种途径影响食管胃的动力，而NOD患者焦虑、抑郁等发生率明显高于动力检测正常患者。GERD合并情绪障碍的治疗，抗焦虑抑郁药物的使用可通过中枢或外周机制缓解内脏高敏感引起的不适，改善患者的症状和生活质量。

　　研究表明，一些中成药亦对GERD患者有较好的疗效。乌灵胶囊在心身相关障碍中广泛应用，是治疗焦虑抑郁状态及失眠的有效用药，既可以作为单用治疗药物，也可以与其他中西药物联合应用，且不良反应少，安全性较好，接受度高。临床工作中，运用身心同治、中西医结合的理念才能使得患者最大程度获益。

勒不紧的"袋子"
——一例食管裂孔疝的诊治

江南大学附属医院 消化内科　**王锦**

常州市中医医院 脑病科　**陈菊华**

▌一、 病例就诊情况介绍 ▶

尤某某，女，56岁。主诉：进食后反流2年，加重1个月。

现病史：患者进食后反流，平躺时加重，反酸、"烧心"、胸闷，伴有失眠、健忘。

既往史：患者2020年2月发现进食后反酸、"烧心"，口服雷贝拉唑、铝碳酸镁咀嚼片好转。2021年5月反酸、"烧心"加重，自觉胸闷，夜间明显，口服雷贝拉唑、铝碳酸镁咀嚼片有好转，停药后复发。2021年12月进食后反流，平躺时加重，查唾液胃蛋白酶检测：阳性按需口服奥美拉唑。

个人史、家族史：无特殊。

查体：

一般情况：神志清，精神可，情绪低落，血压105/60 mmHg。

精神查体：接触合作，语音低、语速慢，思维有序，无幻觉、妄想，躯体不适多，情绪低落，有求治愿望。

辅助检查：

量表评估：

① 胃食管反流症状量表（Gerd-Q量表）评估：总得分：12分。

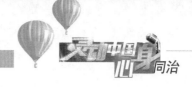
② 反流性疾病问卷（RDQ）评定：积分：18分。

胃镜检查：结果示：齿状线上方见条索状充血糜烂，长度>5 mm，胃食管连接处见一疝囊形成。

二、治疗经过 ▶

药物治疗：伏诺拉生20 mg，每日1次；铝镁加混悬液15 ml，每日3次，口服。

饮食生活指导。

2022年9月患者复诊，反流性疾病问卷第二次评定：积分：13分。

同时经内镜治疗：行经口内镜下贲门缩窄术。

2023年1月患者再次复诊，反流性疾病问卷第三次评定：积分8分。

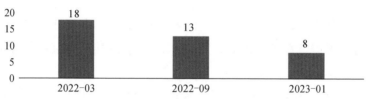

患者反流性疾病问卷积分对比

2023年3月第三次复诊。诉：反流反酸不显，但咽喉异物感，生气后加重，伴失眠、乏力。

治疗瓶颈期：考虑是疾病复发还是精神因素？

辅助检查：

唾液胃蛋白酶检测：阴性。

增加治疗策略：

（1）精神方面的量表评估：

失眠严重程度量表（ISI）：评分15分，属失眠（中度）。

汉密尔顿焦虑量表：评分12分，属轻度焦虑。

（2）胃食管反流病中医证候疗效评价：18分，中医诊断为梅核气（痰气交阻证）。

治法：健脾降气，化痰利咽

方药：半夏厚朴汤加减：法半夏 12 g，姜厚朴 9 g，紫苏梗 6 g，茯苓 20 g，生姜 9 g，瓦楞子 30 g，酸枣仁 10 g，炙甘草 3 g。共 14 剂，日 1 剂。

另服乌灵胶囊，每次 3 粒，每日 3 次。

两周后第四次复诊。患者自觉咽干，睡眠长度及深度改善，咽喉异物感消失。

治疗：继予乌灵胶囊，每次 3 粒，每日 3 次；前方酸枣仁加量，加茯神、远志，再服半个月。

再次量表评估：

胃食管反流病中医症候疗效评价：评分由 18 分降至 5 分。

汉密尔顿焦虑量表：评分由 12 分降至 6 分。

失眠严重程度量表（ISI）：评分由 15 分降至 8 分。

三、 案例分析 ▶

反流性食管炎（≤LA-B 级），首选内镜下治疗。经口内镜下贲门缩窄术（PECC）安全有效，手术时间短，并发症少，费用低，可以显著改善胃食管反流病相关症状和生活质量。中医辨证论治梅核气（痰气郁结证）选用半夏厚朴汤，开郁化痰、降气和胃，使得脏腑协调、气机平衡。乌灵胶囊的作用机制是避免 5-羟色胺综合征的潜在风险，患者耐受性好。结合心理疏导和生活调护，在功能性胃肠病及其他心身疾病中疗效显著。

四、 专家点评 ▶

食管裂孔疝是消化科常见的疾病，呈现病程长、反复性、难治性的特点。在对患者的病情进行了全面的分析和评估后，针对不同的阶段制定了恰当的治疗方案，并密切关注病情变化，及时调整治疗方案，取得

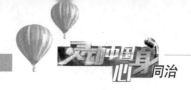

了良好的治疗效果，而乌灵胶囊正用于失眠、健忘、心悸心烦、心神不宁、神疲乏力、头晕耳鸣或者神经衰弱等症状。该患者采用了乌灵胶囊联合中医经方及消化科规范化治疗失眠、消化疾病。

（点评专家：浙江大学医学院附属邵逸夫医院　戴宁）

【拓展阅读】

食管裂孔疝是常见的消化系统疾病之一，随年龄增加，其发病率不断升高，40 岁以下患者占 10%，70 岁以上患者占 70%。该病女性、肥胖、50 岁以上人群较为常见。食管通过膈肌的食管裂孔顺行而下，与胃相连。膈是分隔胸腔、腹腔的扁形肌肉。食管裂孔疝（hiatus hernia）是指除食管以外的腹腔脏器、组织通过扩大的食管裂孔进入胸腔的现象。裂孔较小的疝，不会引起任何症状，但裂孔较大的疝会引起胃灼热、反酸、吞咽困难、胸痛或上腹部疼痛、慢性缺铁性贫血等症状。

食管裂孔疝分为四型，其中Ⅰ型为滑动型食管裂孔疝，Ⅱ～Ⅳ型为食管旁疝。Ⅰ型疝：最为常见，约占 85%。指胃食管连接部上移至膈肌上方，高于胃底，且胃仍然保持正常形态。Ⅱ型疝：是典型的食管旁疝。指胃食管连接部处于正常位置，但部分胃底通过裂孔进入胸腔。Ⅲ型疝：即Ⅰ型、Ⅱ型混合型疝，占食管旁疝的 90%。指胃食管连接部和胃底一起通过裂孔进入胸腔。Ⅳ型疝：指除了胃以外，腹腔内的其他脏器。

男科/生殖医学科案例

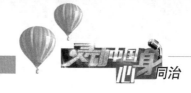

孩子，是谁偷走了你的心？

云南省中医医院 生殖医学科　**马栋**

昆明医科大学第二附属医院 神经内科　**李馨蕊**

■ 一、 病例就诊情况介绍 ▶

李某某，女，31 岁，职员。主诉：停经 59 天。

现病史：患者婚后未避孕 1 年。性生活正常，月经规律，末次月经时间是 2018 年 1 月 13 日，自测"尿 HCG 阳性"。无腹痛、腹胀、阴道流血等不适。3 月 11 日因家庭琐事争吵后夜间噩梦惊醒，次日抽血发现"HCG 正常，P 下降"，行 B 超检查提示"胎停育可能"。无阴道出血等不适。近 2 个月睡眠差，表现为入睡困难，约 1～2 小时入睡；多梦、易惊醒，睡眠过程中醒来 2～3 次，再次入睡困难。总是莫名紧张、担忧、烦躁。精神、饮食尚可，体重无明显变化。

既往史、个人史、家族史：无特殊。

婚育史：0—0—0—0，29 岁结婚，配偶健康。

月经史：初潮年龄：13 岁；行经期天数：5 天；月经周期天数：29 天。

入院查体：

一般情况正常，无黄染，全身浅表淋巴结无肿大，头部、五官无畸形，颈部未闻及血管杂音。双肺呼吸音清晰，未闻及干湿啰音。心率 79 次/分，心律齐，各瓣膜未闻及病理性杂音。腹部平坦柔软，无压痛及反跳痛，肝脾肋下未及。双下肢无水肿，脊柱四肢无畸形。

神经系统专科体检：神志清楚，言语流利，对答切题。双瞳等大等圆，光反射存在，无明显面舌瘫。双侧咽反射正常，无饮水呛咳。四肢肌力 5 级，肌张力正常，四肢腱反射对称引出。双侧病理征阴性。四肢深浅感觉正常。共济运动检查正常。脑膜刺激征阴性。

精神检查：神志清楚，定向完整，语言语速正常，衣冠整洁得体，主被动接触可，问答切题。未查及幻觉、妄想等精神病症状，情感活动协调一致。未有思维形式、内容障碍；否认强迫观念。智力、理解领悟能力粗测正常。表情略显痛苦，存在焦虑情绪，心情烦躁。无明显情绪低落、自卑表现，否认消极观念及行为。坐立不安，兴趣爱好减退，做事注意力不集中。入睡困难、乏力、倦怠。自知力存在，有强烈的求治愿望。

辅助检查：

夫妻双方支原体感染。患者 β-HCG：92216 nmol/L，P：54 nmol/L。血常规、尿常规、粪便常规、肝肾功能未见异常。

子宫附件超声提示：宫内胚胎停止发育、附件未见明显异常，盆腔少量积液。

量表评估：

① 睡眠量表：匹兹堡睡眠质量指数量表（PSQI）：评分 15 分；

② 焦虑评估：焦虑自评量表（SAS）评分 59 分；汉密尔顿焦虑量表（HAMA）评分 19 分；

③ 抑郁评估：抑郁自评量表（SDS）评分 47 分；汉密尔顿抑郁量表（HAMD）评分 7 分。

初步诊断：

中医诊断：胎死不下（心肾不交证）。

西医诊断：① 胎停育；② 支原体感染；③ 焦虑状态；④ 睡眠障碍。

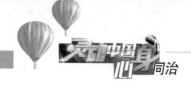

▌二、 治疗经过 ▶

2018 年 3 月 13 日：予清宫术治理。

2018 年 4 月 2 日：① 中药治疗：人参养荣汤加减，补气养血、健脾补肾。药用：党参、当归、白芍、熟地黄、茯苓等。15 剂，每日一剂，水煎服。

② 神经心理用药：乌灵胶囊，每次 3 粒，每日 3 次。

③ 支原体感染治疗：夫妻双方同时使用盐酸多西环素胶囊 100 mg，每日 2 次。

2018 年 5 月 3 日复诊：夫妻双方复查支原体回示：UU（－）。症见：乏力减轻，手脚发凉，睡眠质量较前改善，仍偶有多梦，纳可，二便调。

① 中药治疗：中药守前方加制远志、合欢皮、茯神。补血温阳，益气安神。15 剂，每日一剂，水煎服。

② 中医综合治疗：暖宫助孕泡脚包，泡脚用，15 次，每日 1 次。

2018 年 8 月 6 日第二次复诊：月经量少，色暗，稍有血块，面色红润，自觉手脚发凉较前明显改善，睡眠改善，纳眠可，小便调，大便干。

① 中药治疗：中药予养膜汤合济川煎加减。补肾调经，润肠通便。药用：当归、白芍、熟地黄、枸杞子、肉苁蓉、川芎、牛膝、山药、山茱萸、茯苓等。15 剂，每日一剂，水煎服。

② 中医综合治疗（暖宫助孕泡脚包）15 次，每日 1 次。

③ 神经心理用药：乌灵胶囊 3 粒，每日 3 次。

2018 年 11 月 3 日第三次复诊：诉停经 34 天，自测尿 HCG（＋）。查血 β-HCG：1 166 nmol/L，P：81 nmol/L。

中药治疗：予保胎汤加减，以健脾补肾、安胎固元。药用：炙黄芪、党参、熟地黄、菟丝子、砂仁、阿胶等。7 剂，每日一剂，水煎服。

各治疗阶段精神量表评定对比：

	PSQI 评分	HAMA 评分	SAS 评分	HAMD 评分	SDS 评分
基线初评	15	19	59	7	47
第 1 个月	12	15	55	6	45
第 4 个月	9	9	52	6	45
第 7 个月	6	6	44	6	45

三、 案例分析 ▶

　　孕妇孕期的焦虑、抑郁等不良情绪是普遍存在的，这些情绪与不良妊娠结局存在一定相关性，是重要的危险因素。不良情绪还会导致孕妇早产、流产，婴儿出生体重低，所以关注和重视妊娠期孕妇的情绪变化，缓解其负面情绪是非常紧要的。使用药物时，我们主要采用"STEPS＋E"原则，即安全性、耐受性、疗效、价格、简便、经验。病例中选用乌灵胶囊就是符合"STEPS＋E"原则的一种治疗方案。乌灵胶囊是单味中药，可提高γ氨基丁酸含量，肝肾安全性高，无依赖性、无戒断反应，患者依从性好，疗效确切，有多项高等级临床证据支持。

　　此病例中患者得到了及时规范的治疗，症状得到了控制，生存质量有所提高，也预防了复发，这正是我们的治疗目的。

四、 专家点评 ▶

　　该病案结构表述完整，病史、检查、诊断、治疗均比较完善。该病例是胎停育，胎停育在生殖科门诊是一个常见病，近年来发病率越来越高，不仅给患者带来了身体上的伤害，往往也会带来精神上的伤害。导致胎停育的病因除了我们常见的解剖因素、遗传因素、内分泌因素、免

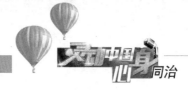

疫因素、感染因素等，情志因素往往会被忽略。这个病案中，医生在望闻问切之后了解到患者的婆媳关系不佳，并且通过 GAD-7 量表测评发现患者处于焦虑状态，从临床思维上应该多鼓励非精神科医生通过简单的量表对患者的焦虑情况进行评估。术后，医生完善了相关检查，发现患者存在焦虑状态的同时还伴有夫妇双方支原体感染，所以在治疗上不仅运用盐酸多西环素治疗支原体感染，并且运用中药及中成药进行辨证论治。在后续的过程中，也通过电话和微信的行为疗法方式对患者的焦虑状态进行治疗。整个治疗过程中均体现了身心同治以及中西医结合治疗的特色。

（点评专家：云南省中医医院 男科/生殖医学科 袁卓珺）

让快乐不再流浪
——慢性前列腺炎心身同治病例分享

云南省中医医院 男科/生殖医学科　**张富刚**

云南省中医医院 脑病科　**尹瑞文**

一、病例就诊情况介绍 ▶

李某某，男，28 岁。主诉：睾丸、会阴疼痛 3 年伴勃起困难 1 年。

现病史：患者 3 年前因饮酒、久坐出现双侧睾丸、会阴、小腹疼痛，尿频、尿急症状，自服"左氧氟沙星""三金片"（具体不详），尿急有所好转，其他症状无缓解。曾先后于多家医疗机构就诊，服用多种中西药物、接受数次物理治疗，均无改善，一年前渐渐出现勃起困难症状。为求系统中医治疗，来诊。就诊时双侧睾丸、腹股沟、会阴胀痛，尿频，夜尿每晚 3～4 次。同房时勃起困难，晨勃减少。纳差，失眠，胸胁偶感胀痛。大便调。

既往史：体健，幼时曾行阑尾切除术。余无特殊。

个人史：否认冶游史。曾有饮酒嗜好，患病后已戒除 3 年。吸烟 10 年，平均每天 20 支左右。既往喜欢健身、跑步，患病后因自觉体虚，而停止体育运动。婚育史：已婚一年，未育，近期因性功能障碍与配偶关系紧张。

家族史：否认家族性遗传病史。

查体：一般体格检查无异常。神经反射正常，生理反射存在，病理反射未引出。

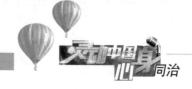

专科检查：双肾区无叩痛，各输尿管反射点无压痛。外生殖器发育正常，包皮稍长，尿道口无红肿及分泌物。阴囊外观正常，双侧精索无曲张，双侧睾丸、附睾未触及异常。肛门指检：肛门括约肌紧张度适中，前列腺大小正常，中央沟存在，无结节，压痛（＋）。

辅助检查：

睾丸 B 超：左侧附睾小囊肿，右附睾、双睾丸、精索均无异常。

泌尿系 B 超：前列腺回声增粗增强，有钙化斑。

血清性激素六项、血糖、肝肾功、甲状腺功能、性病五项、心电图、心肌酶：均无异常。

前列腺液常规：卵磷脂小体＋＋＋，白细胞 0～5/HP。

西医诊断：① 慢性无菌性前列腺炎；② 勃起功能障碍；③ 失眠。

中医四诊：精神略显衰疲，面色不泽，目光游移。舌象：舌淡紫，苔薄白。言语迟疑，多有重复，语音稍显低弱。诸症描述清楚。诉入睡困难，多梦，时常惊醒。脉沉弦。

中医诊断：① 精浊；② 阳痿。中医辨证为肝郁气滞证并肾虚血瘀证。

■ 二、 治疗经过 ▶

2018 年 2 月 17 日，初诊：

中医治则：疏肝理气，补肾活血。

西医治法：缓解疼痛，改善排尿，对症治疗。

具体处置：

（1）中药方剂：枸橘汤合萆薢汤加减（组成：枸橘、陈皮、川楝子等），7 剂，水煎服，每日 1 剂。

（2）中成药：前列解毒胶囊（4 粒，口服，3 次/日）；解毒活血栓（直肠给药，2 次/日）。

（3）西药：盐酸坦索罗辛缓释胶囊（0.2 mg，口服，每晚睡前 1 次）。

2018 年 2 月 24 日，二诊：

诉睾丸、腹股沟、会阴疼痛症状有所缓解，尿频症状改善。但失眠、胸闷、勃起困难症状仍较严重。舌淡紫，苔薄白，脉弦涩。

处置：（1）中药守前方加刺蒺藜 30 g、九香虫 10 g、蜈蚣 10 g。7 剂，煎服方法同前。（2）中成药、西药同前。

2018 年 3 月 2 日，三诊：

诉三天前与配偶尝试性生活时，因无法充分勃起而失败。近日觉睾丸、会阴、腰骶疼痛及尿频症状均有所反复并加重。彻夜难眠，并感心情沉重，焦虑、紧张、恐慌。强烈要求医生更改治疗方案。

因病情反复，经问卷评分：HAMD 量表评分 27 分；HAMA 量表评分 22 分。

追加诊断：焦虑症？抑郁症？建议患者到我院脑病科进一步确诊。

2018 年 4 月 12 日，四诊：

患者诉上个月在某省级三甲医院精神心理科被诊断为"焦虑性抑郁症"（anxiety depression），予"奥氮平片""阿普唑仑片""西酞普兰""黛力新"口服。服用上述药物后头晕明显，每日思睡，精神差，影响正常工作。同时，性欲低下、勃起困难加重，遂自行停药，重新寻求中医治疗。

于是思考：如何调整治疗方案？对于前列腺炎能否做到心身同治？患者阳痿是否抑郁症所致？前列腺炎与抑郁症孰轻孰重？能否完全停用精神类药品？

调整治疗方案：

中医治则：疏肝解郁，安神定志，理气活血。

西医治法：改善排尿、抗焦虑治疗。

具体处置：

（1）中药方剂：桂枝龙骨牡蛎汤加减（组成：白芍、桂枝、龙骨、牡蛎、大枣、生姜等），7 剂，煎服方法同前方。

（2）中成药：乌灵胶囊，每次 3 粒，每日 3 次，口服。

（3）西药：盐酸坦索罗辛缓释胶囊（0.2 mg，口服，1 次/睡前）；盐酸舍曲林片（50 mg，1 次/日）。

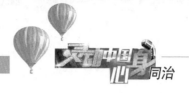

2018年4月20日五诊：

诉睾丸、腹股沟疼痛症状明显好转，睡眠质量提高，夜尿次数减少为每晚一次。晨勃正常，烦躁、焦虑症状均有改善。因要进驻外省工地上班，要求按照四诊时治疗方案带药一个月。

2018年6月8日六诊：

诉除勃起硬度稍差外，已无明显不适。因工作原因，服中药不便。遂嘱其严格忌酒，避免熬夜、久坐，予我院院内制剂"柴丹振阳颗粒"与乌灵胶囊同时口服。舍曲林逐渐减量，停服。

三、案例分析 ▶

慢性前列腺炎为临床常见病、多发病，症状可表现为尿路刺激症状、尿道梗阻症状、盆腔区域疼痛症状、勃起功能障碍和精子质量下降，症状复杂，缠绵难愈，患者易产生心理问题。

慢性前列腺炎容易出现心理问题的原因是多方面的，常见原因有：久治不愈容易产生焦虑状态，对治疗丧失信心；容易与性病、性功能障碍和不育牵连，加重患者的焦虑和抑郁状态；媒体广告的虚假夸大宣传加重患者的心理压力；患者本身多具有内向型性格，情绪不稳定，容易受外界环境和情绪所左右。

焦虑紧张情绪会引起前列腺炎久治不愈。因为前列腺位于膀胱出口的位置，男性的尿液从膀胱出来后经过的第一个关卡就是前列腺，正常情况下，当膀胱收缩，尿液流经尿道的前列腺部，是不会进入到前列腺腺管里的。但是如果一个人长期处于焦虑紧张的状态下，会导致肾上腺素的分泌增加，植物神经和交感神经的兴奋性增强，引起尿道高张力——也就是排尿阻力增加、排尿变得不顺畅，这样尿液在排出膀胱的时候很容易被挤压进入前列腺。因为尿液一般呈碱性，里面会有各种人体代谢产物，尿液一旦进入前列腺，会对腺体造成一种类似化学性刺激，引起和加重前列腺炎相关症状。症状加重又反过来会导致焦虑紧张情绪，从而形成恶性循环。因此，避免焦虑紧张情绪对于前列腺炎的治疗非常重要。中国泌尿外科疾病诊断治疗指南、美国泌尿外科学会（AUA）疾病诊疗指南、欧洲泌尿外科学会（EAU）疾病诊疗指南均强调慢性前列腺炎属于心身疾病。

多项大样本临床研究均证实：抗焦虑治疗可显著降低前列腺炎症状评分（IPSS 评分）。但是抗焦虑抑郁药治疗前列腺炎也存在很多局限性，比如西酞普兰和帕罗西汀等抗抑郁药物普遍会加重慢性前列腺炎患者的性功能障碍症状，其中以性欲降低最常见；由于公众对精神心理疾病普遍存在排斥心理，使前列腺炎患者对于药品说明书上的适应证相当忌讳，并常因无法耐受头晕、乏力、困倦等副作用而擅自停药；抗焦虑抑郁药物服用周期长，且多数药品价格不菲，令那些因长期治疗前列腺炎已经囊中羞涩的患者无法接受。而中西医结合心身同治前列腺炎则具有疗效确切、副作用小、患者依从性高、费用低廉等优势。

本病例的治疗之所以取得成功，其中乌灵胶囊起到了举足轻重的作用。乌灵胶囊是由乌灵菌粉提炼而成，具有补肾健脑、养心安神的作用，改善精神心理症状的同时可改善躯体症状，治疗轻度焦虑、抑郁可单独使用，疗效与黛力新相当，并且安全性良好。

四、 专家点评 ▶

本病例较为完整地表述了病史信息、诊疗经过、预后随访以及回顾反思。该患者的病种是男科门诊常见的慢性前列腺炎，因为慢性前列腺炎的症状群非常复杂，并且缠绵难愈，所以往往给患者带来很大的精神负担，容易产生焦虑情绪等心理问题。同时，精神心理因素又会产生功能性尿道梗阻诱发慢性前列腺炎，进而产生恶性循环。慢性前列腺炎作为一种男科疾病也属于身心疾病，该病例的治疗中充分地体现了身心同治、中西医结合的优势，所以治疗取得了满意的结果。

（点评专家：云南省中医医院 男科/生殖医学科　袁卓珺）

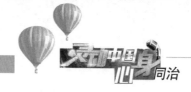

心身同治　性福满满

云南省第一人民医院　生殖男科　**侸震**

云南省第一人民医院　睡眠中心　**叶靖**

■ 一、病例就诊情况介绍 ▶

陶某某，男，28 岁，货车司机。主诉：尿频尿急 3 年伴性生活时间缩短 1 年。

现病史：患者出现会阴、小腹及睾丸疼痛伴有尿频、尿急症状 3 年，当地医院就诊后给予"盐酸坦索罗辛"治疗，症状无明显缓解。接受数次物理治疗，均无改善，一年前出现性生活时间缩短症状（性生活时间约 1~2 min）。为求进一步治疗来诊。

既往史：既往体健，否认其他手术史。

个人史：否认冶游史。有饮酒嗜好，吸烟 10 年，平均每天 20 支左右。生活方式不良，有熬夜习惯。婚育史：已婚，未育。近期因早泄而夫妻关系稍紧张。

家族史：父母健在，否认家族性遗传病史。

体格检查：

一般体格检查无异常。

专科检查：双肾区无叩痛，各输尿管反射点无压痛。外生殖器发育正常，尿道口无红肿及分泌物。阴囊外观正常，双侧睾丸、附睾未触及异常，双侧精索无曲张。肛门指检：前列腺大小正常，中央沟存在，无结节，轻度压痛。

就诊时症状：患者尿频尿急症状，夜尿每晚 3～4 次，伴有睾丸及会阴部隐痛。性生活时间缩短，每次约 1～2 min。

实验室检查：

性激素 5 项、血糖、血脂、肝肾功、甲状腺功能均无异常。

B 超：双侧睾丸、精索均无异常。肾脏、输尿管、膀胱未见异常。前列腺回声增粗增强，有钙化斑。

前列腺液常规：卵磷脂小体 35％，白细胞（28～35/HP）。

早泄诊断工具量表（PEDT）测评：总得分 9 分——表示可能存在早泄问题，但目前不能确诊。

二、 治疗经过

2020 年 5 月 15 日，初诊

诊断：① 慢性前列腺炎；② 早泄待查。

治疗：

① 药物治疗：盐酸坦索罗辛（0.2 mg，口服，每天睡前 1 次），左氧氟沙星（0.5 g，口服，每天 1 次），中成药栓剂塞肛治疗（每天 2 次）。

② 一般治疗：戒烟酒、忌辛辣刺激食物，避免久坐、憋尿。规律生活作息，避免熬夜，积极体育锻炼。

2020 年 6 月 27 日，二诊：

患者诉睾丸、腹股沟、会阴疼痛症状有所缓解，尿频症状改善，但早泄症状较前无明显变化。

① 药物治疗：达泊西汀（30 mg，性生活前 1 h 口服），利多卡因凝胶（性生活时阴茎头局部涂擦）。

② 一般治疗：戒烟酒、忌辛辣刺激食物，避免久坐、憋尿。规律生活作息避免熬夜，积极体育锻炼。

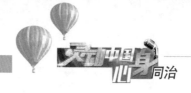

2020 年 8 月 4 日，三诊：

患者出现焦虑、抑郁、失眠症状，早泄较前加重。追问患者病史，患者诉因早泄致夫妻关系紧张，心理压力较大，逐渐出现失眠、焦虑症状，因此早泄较前加重。建议患者到精神科就诊。

2020 年 9 月 9 日，四诊：

患者上次就诊后到精神专科医院就诊后诊断为"混合性抑郁焦虑状态"，给予"文拉法辛""阿普唑仑""黛力新"口服。服用上述药物后头晕明显，精神差，影响正常工作。早泄症状改善不明显同时出现性欲低下、勃起困难症状无法进行性生活，并且尿频尿急症状复发，遂自行停药。

患者复查前列腺液常规、尿常规、B 超未见明显异常，仅进行精神疾病治疗效果不理想。进行 MDT 会诊后我院心理科检查评估，显示 HAMA 评分为 15 分、HAMD 评分为 18 分。

调理诊断为：① 慢性前列腺炎；② 早泄；③ 中度抑郁发作。

故调整治疗方案，给予患者心身同治（改善前列腺炎症状＋抗焦虑抑郁治疗＋改善睡眠＋早泄对症治疗）：

药物治疗：盐酸坦索罗辛缓释胶囊（0.2 mg，每日 1 次），前列腺中成药栓剂塞肛治疗，盐酸帕罗西汀片（20 mg，每日 1 次），乌灵胶囊（每次 3 粒，每天 3 次）。

夫妻双方心理疏导治疗。

2020 年 11 月 18 日，五诊：

尿频尿急、夜尿改善，睡眠质量提高，焦虑症状改善，性生活时间延长至 5～6 min。调整 SSRI 为短效制剂。

药物治疗：达泊西汀（30 mg，性生活前 1～2 小时口服），乌灵胶囊（每次 3 粒，每天 3 次）。

继续心身同治方案治疗，3 个月后患者获得最终的康复。

三、 案例分析 ▶

病例中单纯西医抗抑郁焦虑在男科疾病治疗中存在如下问题：

① 帕罗西汀等抗抑郁药物可能会加重性功能障碍症状，如勃起功能障碍、性欲下降等。

② 抗焦虑、抑郁药物服用周期长，且药品价格较高，患者面临的经济压力较大。

③ 存在嗜睡、失眠、震颤、头晕、便秘等不良反应。且面对从事高危行业工作的患者治疗时存在安全隐患。

④ 公众对精神心理疾病普遍存在排斥心理，使患者对于药品类型产生忌讳并擅自停药。

所以面对男性疾病时需注意以下两点：

一是，对于男性性功能障碍需要重视患者心理健康情况，采取心身同治的治疗方案，在治疗躯体疾病的同时进行心理治疗。

二是，治疗方案建议采取中西医联合治疗，对于患者性功能影响较小且费用低廉，可降低患者西药的用量，药物安全性高，有利于患者长时间的治疗，最终增加患者依从性，获得良好的治疗效果。

四、 专家点评 ▶

本病例较为完整地表述了病史信息、诊疗经过、预后随访以及回顾反思。该患者的病种是男科门诊常见的慢性前列腺炎、早泄，因为这两种疾病的症状群非常复杂，并且缠绵难愈，所以往往给患者带来很大的精神负担，容易产生焦虑情绪等心理问题。同时，精神心理因素又会产生功能性尿道梗阻诱发慢性前列腺炎，并且会降低脑内 5-羟色胺活性，缩短射精时间，进而产生恶性循环。慢性前列腺炎及早泄作为男科疾病，也属于身心疾病。该病例的治疗中充分地体现了身心同治、中西医结合的特点，所以治疗取得了满意的结果，也说明了身心同治男性疾病的优势。

（点评专家：云南省第一人民医院 生殖男科 麦选诚）

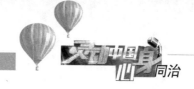

【拓展阅读】

1. 一项北京大学第一医院相关研究显示，男科门诊 1 489 病例，勃起功能障碍、慢性前列腺炎、早泄的患者伴有抑郁、焦虑症状的概率较其他患者明显增高[1]。

2. 国外研究显示早泄患者与健康对照相比，5-HT TLPR（SLC6A4）S 等位基因明显增多，S 等位基因可能是早泄的风险基因，同时 S 等位基因也是抑郁和焦虑的风险基因，且性功能障碍与情绪障碍互为因果[2-4]。

3. 长期久治不愈的躯体疾病（如慢性前列腺炎、早泄等）会影响患者睡眠，容易导致焦虑抑郁情绪，影响性生活，由于自己在夫妻生活方面的表现欠佳，从而增加了自己的压力、紧张感，导致情绪不佳[5]。

4. 国内对于男前列腺炎相关研究显示抗焦虑药物联合前列腺相关药物治疗慢性前列腺炎可更显著改善症状，提高治愈率[6]。

参考文献：

[1] 袁亦铭，方冬，张志超，等. 男科门诊常见疾病患者抑郁焦虑患病特点的单中心大样本调查研究 [J]. 临床泌尿外科杂志，2016，31（4）：303 - 307.

[2] Rajkumar R P, Kumaran A K. Depression and anxiety in men with sexual dysfunction: a retrospective study [J]. Comprehensive Psychiatry, 2015, 60: 114 - 118.

[3] Bonierbale M, Lancon C, Tignol J. The ELIXIR study: evaluation of sexual dysfunction in 4, 557 depressed patients in France [J]. Current Medical Research and Opinion, 2003, 19 (2): 114 - 124.

[4] Atlantis E, Sullivan T. Bidirectional association between depression and sexual dysfunction: a systematic review and meta-analysis [J]. The Journal of Sexual Medicine, 2012, 9 (6): 1497 - 1507.

[5] 徐波. Ⅲ型前列腺炎和睡眠障碍相关性研究 [J]. 世界睡眠医学杂志，2021，8（1）：167 - 168.

[6] 欧阳海，谭艳，王万荣，等，黛力新联合坦洛新治疗合并抑郁症的慢性非细菌性前列腺炎 400 例 [J]. 中华临床医师杂志，2012，6（20）：6513 - 6514.

"性福"在哪里?

昆明医科大学第二附属医院 男性科　**刘家钦**
昆明医科大学第二附属医院 精神科　**卫芋君**

▌一、病例就诊情况介绍 ▶

张某某，男，36岁。主诉：性交时间过短3月余。

现病史：患者近3个月以来，性交时较兴奋、射精快，插入阴道至射精过程约为2～3分钟，因此造成自身及配偶苦恼，伴尿频、尿急，时感会阴、小腹坠胀不适，无尿痛、尿不尽等症状。自行网购药物口服（具体不详），性生活时间无明显改善。现为求进一步诊治来我院就诊。自患病以来，患者精神及睡眠差，饮食欠佳，大便如常，自觉体重较前稍有减轻。

既往史：23岁时，曾行包皮环切术（具体不详）。

个人史：患者27岁结婚，育有1子。近期因性生活时间短与妻子关系紧张。否认冶游史。不规律饮酒。既往喜球类运动，患病后因自觉体虚，而停止体育运动。

家族史：否认家族性遗传病史。

体格检查：

一般体格检查无明显异常。神经反射正常。生理反射存在。病理反射未引出。

专科检查：患者外生殖器发育正常，已行包皮环切术，龟头外露，

尿道外口无红肿及分泌物。双侧精索静脉无明显增粗，双侧睾丸、附睾未触及明显异常。肛门指检：肛门括约肌肌张力正常，前列腺横径约3.0 cm。中央沟存在，无结节，轻压痛。

精神检查：患者神清，对答切题，定向正确，情感反应与周围环境相符。可引出焦虑体验，抑郁情绪不明显，无感知综合障碍，否认强迫思维及行为。理解力及推理判断力、常识、计算力与年龄及文化程度相符，记忆力及注意力减弱。自知力完整、意志行为无明显减弱。否认消极观念，社会功能基本正常。

辅助检查：

心电图、胸片、泌尿生殖器彩超、血清性激素六项、甲功等抽血检查未见明显异常。

前列腺液常规提示：白细胞＋＋（中度感染）。

早泄评估量表（PEDT）评分：11分，提示存在早泄。

阴茎神经电生理检查：DNSEP 及 GPSEP 潜伏期稍短；PSSR 潜伏期正常。

二、 诊治经过 ▶

第一次就诊：

一般心理治疗：健康教育、改善生活习惯等。行为治疗：比如停-动、挤捏法等。药物治疗：左氧氟沙星片 0.5 g，口服，每天一次；盐酸坦索罗辛缓释胶囊 0.2 mg，口服，每天一次；前列安栓一枚，每晚塞肛。经过上述治疗，患者尿频、尿急等不适较前明显好转，但性生活时间改善不明显，睡眠仍很差。

第二次就诊：

复查前列腺液常规提示：白细胞：3～7/HP。调整治疗方案：建议患者改善生活习惯，同时予使用"盐酸达泊西汀" 30 mg，按需服用。

第三次就诊：

自诉性生活时间大部分时候仍得不到延长，夫妻关系仍较紧张，失眠、精神差无明显好转。建议继续当前巩固治疗。同时请了精神科会诊后予乌灵胶囊，每次 3 粒，每天 3 次，口服。同时建议患者多行呼吸放松训练。

第四次就诊：

自诉性生活时间大部分时候可以得到延长，夫妻关系紧张得到缓解，失眠、担心较前改善。嘱其继续巩固治疗，门诊随访。

最终诊断是：继发性早泄；慢性前列腺炎；睡眠障碍；焦虑状态。

▌三、 案例分析 ▶

盐酸达泊西汀按需规律服用，可有效延长射精潜伏期，延缓射精；乌灵胶囊，补肾健脑，养心安神，综合调理。《早泄中西医结合多学科诊疗指南（2021 版）》中也提到，早泄属于心身疾病。

通过这个病例，我们有这样的体会：随着社会的发展和进步，男性健康越发受到关注。临床经验证实，如早泄、勃起功能障碍、慢性前列腺炎等男科常见疾病的患者，往往会伴有不同程度的精神心理症状，制定方案时，应避免忽视心理治疗，选择"心身同治"，心理辅导及教育等应排在治疗的首要位置，可以获得更好的疗效。

心身疾病，顾名思义，涉及心理和身体两部分。由于心理压力或应激作用于大脑皮质、边缘系统，后进一步作用于下丘脑，导致植物神经功能、消化系统、心血管系统等系统受到影响，使得患者出现各种症状。故长期反复压力影响器官功能，从而导致心身疾病。心身疾病涉及两组症状，即：躯体症状及心理症状。目前存在的问题为：我们对于心身疾病的认识较少，且大多数患者不愿意主动诉说情绪问题及心理压力；另外就是患者不接受精神科的治疗。

作为新时代的医生，我们要不断充实自己，提高个人的综合素质，为个人的健康、家庭的幸福及社会的和谐尽自己的一份力量。

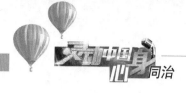

四、 专家点评 ▶

　　睡眠障碍、焦虑状态、抑郁状态遍布于大多数人群，尤其是患有各种躯体疾病的患者。因此，在各类疾病的诊疗中，需要关注患者的心理状态，并给予及时的帮助和支持。只有做到了心、身同时的照顾，才能真正实现健康，而这也是医学发展至今对当代医生的要求，也是心身医学的魅力所在。

　　在上述的案例中，我欣慰地看到，通过男性科和精神科医生的联合诊疗，为患者和家庭带去了福音。希望在未来的临床工作中，心身医学能帮到越来越多需要和应该得到照护的患者。

（点评专家：昆明医科大学第二附属医院　杨建中）

排"忧"解"男"，身心同治

广东省中医院 生殖医学科　**蒋满波**

广东省中医院 心理疾病科　**周雯**

▍一、 病例就诊情况介绍 ▶

王某某，男性，24岁，IT行业，未婚。主诉：会阴部酸胀不适伴尿频、尿急2年。

现病史：2年前出现会阴部酸胀不适，间歇性发作。伴尿频，白天达10~15次，尿急。无尿痛、血尿，无发热。多梦易醒，食欲不佳。

既往史：无特殊。

个人史：无烟酒不良嗜好，长期手淫史。

查体：前列腺质地韧，中央沟存在，无明显触痛，包皮过长。

尿常规：阴性。前列腺液常规：白细胞＋＋。彩超提示：前列腺钙化灶。

诊断：慢性前列腺炎（ⅢA型）。

▍二、 治疗经过 ▶

泌尿外科医生给予左氧氟沙星及前列舒通胶囊，治疗1个月无改善。

男科医生给予可多华＋前列倍喜胶囊，治疗1个月，会阴部症状稍微改善。

于是思考：为什么尿频、尿急无明显改善？

进行量表评估：患者PHQ-9量表评分14分，属中度抑郁。

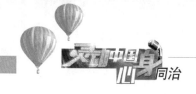

对于轻中度焦虑或抑郁状态，尚未达到抑郁症诊断标准者，安全有效的中成药——乌灵胶囊是首选。

调整诊断：① 中度抑郁状态；② 慢性前列腺炎（ⅢA型）。

调整治疗方案：心理辅导＋乌灵胶囊，每次3粒，每日3次；再加中药调理。

调整治疗方案后疗效随时间逐渐改善：

	睡眠	PHQ-9评分	症状	NIH-CPSI
治疗前	入睡困难，容易醒	14分（中度抑郁）	尿频10~15次、尿急；会阴部酸胀不适	病情程度20（重度），总体32（重度）
治疗第2周	容易醒	9分（轻度抑郁）	尿频10次左右，尿急改善，会阴部不适消失	病情程度15（中度），总体23（中度）
治疗第6周	睡眠正常	5分（轻度抑郁）	排尿正常，无特殊不适	病情程度7（轻度），总体10（轻度）

三、案例分析

积极关注慢性前列腺炎患者的情绪问题，建立医患联盟，及早识别精神心理因素。

中医药结合心理治疗改善轻、中度抑郁，副反应少，患者接受度好，依从性高。

身心同治，为患者排忧解难。

四、专家点评

慢性前列腺炎绝大部分为无菌性炎症，发病机制为综合因素多途径致病，其精神心理状况与躯体病变常相互影响，互为因果。该病例分享采用中医药辨证论治＋乌灵胶囊＋心理疏导的治疗方案符合生物-心理-社会医学模式，注重身心同治，体现了交叉学科联合治疗的优势，可作为临床诊治该类疾病的较佳方案选择。

（点评专家：广东省中医院 生殖男科 袁启龙）

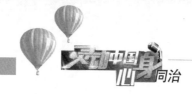

身心同治，正本清源
——难治性耳源性眩晕一例

北京大学第三医院 耳鼻喉科　**王宇**

北京大学第六医院 精神科　**郭慧凝**

▋一、 病例就诊情况介绍 ▶

刘某某，女，42岁，公司职员。主诉：发作性眩晕3年，右耳鸣伴听力下降2年，加重半年。

现病史：3年前无明显诱因出现发作性眩晕，伴视物旋转，与体位改变无明显关系，伴恶心呕吐，每次眩晕发作持续约2小时，每数月发作一次。2年前出现右耳持续高调耳鸣，伴耳闷堵感，伴右侧渐进性听力下降，发作时加重。近半年来，眩晕发作频率增加，平均每月发作一次，且程度逐渐加重，需持续数小时后缓解（最长约4小时），发作时伴有焦虑、失眠。

既往史：否认肝炎、结核及其他传染病史，否认高血压、心脏病、糖尿病、脑血管病史，否认精神疾病史。但患者自诉长期工作压力大，精神紧张，近3个月因病情严重无法工作，公司领导认为是心理因素所致，朋友也建议患者看心理医生。

个人史：否认吸烟及饮酒史。性格要强。多年来供职于某互联网公司，从事人力资源相关工作。出现眩晕前半年经历了岗位调整，类似于降职。耳鸣出现前几个月曾被上司公开批评工作不认真。半年前错过了恢复原职的机会，一直感觉委屈。

家族史：否认家族性遗传疾病史，否认家族成员耳病及精神疾病史。

体格检查：生命体征平稳，躯体检查及神经系统查体均未见明显异常。耳鼻喉科专科查体：双侧耳廓无异常，双侧外耳道通畅，鼓膜完整，无充血、内陷及液平，鼻腔、咽喉检查未见异常。

精神检查：意识清晰，定向力完整。接触被动，言语自如，对答切题。存在发作性眩晕及右耳耳鸣、听力下降，否认幻觉及妄想等。反复询问下承认眩晕发作期存在焦虑体验，诉担心因多种不适影响工作而被辞退。无持续性情绪低落、消极观念等。情绪反应协调。发作期有失眠，表现为入睡困难、醒后乏力，间歇期缓解。意志行为基本正常。自知力存在。

辅助检查：

实验室检查：血、尿常规、肝肾功、电解质、血糖、甲功结果均正常。

影像学检查：颅脑 MRI 未见异常；颞骨 CT、内听道 MRI 提示耳部未见异常密度及信号影。

听力学检查：右侧感音神经性听力下降，起初以低频下降为主，呈波动性加重，入院时为重度感音神经性聋，平均听阈（PTA）=73 dB。左侧听力正常。

前庭功能检查：右外半规管功能减退，变位试验（一）。

精神科量表检查：贝克抑郁量表（BDI）4 分，轻度情绪不良；焦虑自评量表（SAS）49 分，正常范围上限；汉密尔顿焦虑量表（HAMA）19 分，肯定有焦虑；广泛性焦虑量表（GAD-7）10 分，轻到中度焦虑。

初步诊断：梅尼埃病（右，四期）。

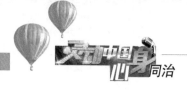

■ 二、 治疗经过 ▶

在不同时期给予患者不同的治疗：

（1）发作期：药物止晕（异丙嗪、苯海拉明、强的松），补液支持治疗。

（2）间歇期：患者教育，心理引导，疏解疑惧心理，排解精神压力；同时继续药物治疗（甲磺酸倍他司汀、双氢克尿噻、银杏叶片、乌灵胶囊）以及物理治疗（前庭康复训练）。

该患者经过3个月的药物保守治疗，效果不佳，眩晕发作愈加频繁，耳鸣加重，严重影响工作、生活与情绪，且本人手术愿望强烈，故进行手术治疗。手术方式为右侧三个半规管阻塞术。术后继续药物干预、物理治疗和心理疏导。

预后随访：

术后3个月，患者眩晕及耳鸣有所缓解，虽仍有听力下降，但已基本恢复正常生活。

术后6个月患者眩晕完全缓解，耳鸣明显好转，焦虑情绪缓解，恢复正常生活并全面返回工作岗位。复查精神科量表，BDI评分为3分，SAS评分为39分，HAMA评分为6分，GAD-7评分为6分，得分均在正常范围。

最终诊断：① 梅尼埃病（右，四期）；② 焦虑状态。

■ 三、 案例分析 ▶

（1）对于眩晕性疾病的鉴别诊断，需考虑前庭外周疾病、中枢性疾病和精神性疾病。

（2）耳鸣、眩晕等躯体症状可引发焦虑、抑郁、睡眠障碍的精神症状，而后者也会加重前者症状，形成恶性循环。

（3）梅尼埃病的治疗策略：轻者药物治疗与心理治疗并重，重者在充分评估手术指征的前提下可进行手术治疗。

（4）尽管很多情况下患者不愿主动提及，在临床工作中，医生需要切实关注患者的精神症状，重视心理评估与干预，做到身心同治，以人为本。

四、专家点评 ▶

梅尼埃病（MD）与精神心理因素的关系：

（1）MD 是生理、心理和环境综合影响的。疾病的临床表现如眩晕、耳鸣，会加重情绪波动，引起焦虑、抑郁、失眠等精神症状；反之，患者的情绪状态和睡眠问题也会使 MD 症状更为严重。

（2）情绪、心理活动与平衡功能之间存在中枢环路联系，这些神经环路介导调节前庭—自主神经功能，与情绪状态等产生双向影响，这可能是心理因素与梅尼埃病之间的神经调节机制。

（3）眩晕患者常有心境障碍、焦虑障碍等精神心理问题，眩晕的发生与失眠、焦虑、抑郁等精神因素相关，发病率明显受不良精神状况的影响；而存在精神科共病的眩晕患者，相关功能受损更严重，生活质量更低，治疗缓解时间更长，复发率更高。

（点评专家：北京大学第三医院 耳鼻喉科 潘滔）

审证求因解心结，辨证施治平耳鸣

广东省中医院 耳鼻喉科　**李凯**

中山大学孙逸仙纪念医院 神经内科　**张晓旎**

▌一、 病例就诊情况介绍 ▶

陈某，女，56 岁，退休教师，已婚已育。主诉：左耳鸣 1 年。

现病史：患者 1 年前突然出现左耳鸣，呈持续性蝉鸣音，非节奏性，对外界正常声音无不适感，伴左耳少许听力下降及堵塞感，右耳无不适，眠差，无头晕头痛，无痰涕中带血。曾辗转于当地多家医院求诊，完善纯音听阈测试、声导抗及颞骨 CT 未见明显异常，经过扩血管药物输液、口服营养神经药物等治疗，耳鸣无缓解。自诉长期失眠，耳鸣出现以来，失眠加重，且觉得自己焦虑。半年前服用氟哌噻吨美利曲辛片后耳鸣可稍缓解，故一直在服用。

既往史、个人史、家族史：无特殊。

体格检查：体温：36.3 ℃，脉搏：79 次/分，呼吸：18 次/分，血压：114/79 mmHg。神志清，精神可，步入病房，查体合作，心、肺、腹及神经系统（—）。

专科查体：面部表情对称。双外耳道通畅，鼓膜完整。

精神检查：神清，精神可，对答切题。自诉平素易紧张，容易莫名情绪低落。左耳鸣，既往辗转于外院求诊，效果不佳，担心将来会耳聋，亦担心耳鸣会终生存在。失眠，入睡困难，亦担心长期服药的副作用。

辅助检查：

血清学实验室检查均未见异常。

耳鸣障碍量表（THI）：47 分，为三级（中度）。耳声发射：左耳 DPOAE 测试，全频率未引出。声导抗：左耳声反射未引出。纯音听阈测试、听性脑干诱发电位、耳蜗电图、前庭诱发肌源性电位未见明显异常，电子鼻咽喉镜及内耳 MR 未见明显异常。

心理测评：康奈尔健康问卷（CMI）：总分 34 分；M-R 评分：17 分；PSQI 评分：17 分；HAMA 评分：18 分；HAMD 评分：11 分；SCL-90：拒配合。

最终诊断：① 神经性耳鸣（左侧）；② 睡眠障碍；③ 焦虑状态（中度）；④ 疑似抑郁状态。

二、治疗经过 ▶

明确诊断后治疗：① 耳鸣方面：予乌灵胶囊，每次 3 粒，每日 3 次，口服，配合辨证中药内服及针刺、艾灸治疗。② 睡眠障碍及焦虑抑郁方面：予艾司唑仑 2 mg，每晚 1 次，口服；减停氟哌噻吨美利曲辛片（减量为 1 粒，隔天一次，一周后停用）。

使用该方案 3 天后患者自觉左耳已无听力下降及堵塞感，睡眠改善，耳鸣暂无缓解。

出院后继续乌灵胶囊、艾司唑仑口服，间断辨证中药内服及针刺、艾灸治疗，同时每日自行练习本院特色耳鸣保健操。

治疗 1 个月后复诊诉左耳鸣已有减轻，睡眠情况稳定，情绪低落情况已较少出现；治疗 2 个月后复诊诉左耳鸣改善明显，耳鸣障碍量表（THI）：33 分，为二级（轻度）。

治疗 3 个月后，艾司唑仑已减量至 1 mg，每晚 1 次，维持乌灵胶囊，每次 3 粒，每日 3 次，口服；每周至少 5 天做耳部保健操。此时左耳鸣稳定，入睡时间每晚 5~6 小时，无其他不适，鲜少出现情绪低落等情况。

心理治疗：明确病情以后，对患者详细地讲解了病情，经过深入沟通，让其对目前的病情有较为全面、客观的认识，能正视疾病，并树立治疗信心。

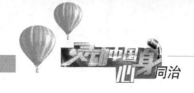

■ 三、 案例分析 ▶

通过这个病例，我们可以了解身体不适并非全部由躯体疾病引起，焦虑、抑郁等情绪因素都可引起躯体上的反应，成为致病因素。本病案患者因左耳慢性主观性耳鸣引发了"将来会耳聋"的焦虑，加重了原有的睡眠障碍和焦虑、抑郁情绪，导致出现躯体化症状。给予针对耳鸣、抗焦虑药物、改善睡眠及抑郁治疗的同时，也给予了合理的心理安慰，帮助患者在心理层面上理解耳鸣，而不只是在躯体上表现出对耳鸣耳聋的焦虑。

■ 四、 专家点评 ▶

耳鸣虽为无意义的声音，但会引起各种不同的体验，包括各种情绪反应、压力、睡眠障碍、注意力不集中等，部分耳鸣可严重影响患者的生活质量。近些年来国内对耳鸣逐渐关注，但必须注意到，耳鸣确实有很多未解之谜。主观性耳鸣是一种没有客观声源、无意义的声音感受，占耳鸣患者的绝大多数，其发生机制复杂，且缺乏确切有效的治疗方案。另外，慢性期患者就诊，多因为耳鸣影响睡眠、工作、生活和心情等。我们提倡耳鸣患者及时就诊，在排除器质性问题之后，主要是要让特发性耳鸣患者理解并接受耳鸣只是一个症状，并不是一种疾病，耳鸣本身对患者无生命危险。接诊医生要减少、最好消除患者对耳鸣本身的恐惧，让患者充分了解耳鸣，鼓励患者调整作息、心情等，从而更利于身心健康。

治疗上，耳鸣目前最有效的治疗方法应该是认知行为治疗，包括放松训练、认知重建、注意力转移、意象训练和困难缓解训练等。中医药对慢性特发性耳鸣也有一定的疗效，尤其是艾灸联合针灸。结合这个病例来看，耳鸣的治疗很充分，关注到了患者的心情以及心理精神障碍，中西医综合治疗也确实缓解了患者的耳鸣症状，提高了生活质量。

（点评专家：广东省中医院 耳鼻咽喉头颈科 朱任良）

全科案例

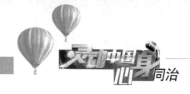

带着爱与希望前行

中山大学孙逸仙纪念医院 全科医学科 **戴佳颖**

深圳市康宁医院 躯体治疗科 **孙李晴**

▌一、 病例就诊情况介绍 ▶

邓某某，女，67 岁，退休人员。主诉：反复腹痛、烂便 10 余年。

现病史：患者 10 多年前开始出现腹痛，为全腹散在、移动性疼痛，与进食无明显关系，排黄色软便，每日 2～3 次，排便后自觉症状稍减轻。无恶心、呕吐，无反酸、嗳气，无腹胀，无黑便、黏液便。间中有心悸、胸闷，出汗多。患者对腹痛症状较为担心，曾反复至多家医院就诊，多次行胃肠镜、B 超、腹部 CT、多次抽血检查均未见明显异常（血常规、生化、肝肾功能、风湿免疫、甲功、肿瘤系列、结核 T-spot 等）。曾行[13]C 呼气试验提示幽门螺杆菌感染，治疗后复查 13 碳呼气试验阴性。长期中西医治疗，症状无明显缓解。患者自觉乏力易倦，情绪低落，言语减少，不愿出门活动，兴趣减退，有时觉得活着没意思。自诉有腹痛、烂便症状以来睡眠差，入睡困难，睡眠浅，易醒，常于凌晨 2～3 点醒来后再难入眠，体重减轻约 6 千克。

既往史：否认"高血压、糖尿病、冠心病"等慢性病，否认"肝炎、结核"等传染病史。

个人史：10 年前患者丈夫因胃癌去世，其丈夫在世时夫妻关系和睦恩爱。现独居，儿子在外地工作，与儿子偶有电话交流。月经及婚育史：丧偶，育有一子，53 岁绝经。

家族史：无遗传性疾病及精神病家族史。

体格检查：查体：T 36.5 ℃，HR 92 次/分，R 22 次/分，BP 138/82 mmHg。体形消瘦，心肺查体未见明显异常。腹平软，脐周轻压痛，无反跳痛，未扪及包块，肝、脾肋下未及，肠鸣音 5 次/分。

精神检查：神清，对答切题。接触被动，反应稍慢，情绪低落，语量较少。

辅助检查：

血常规、尿常规、凝血、肝肾功能、糖基化血红蛋白、风湿免疫系列、甲功、大便潜血、消化肿瘤系列、^{13}C 呼气试验、肝吸虫抗体、结核 T-spot 未见明显异常。

胃镜检查示：慢性胃窦炎伴糜烂。

肠镜检查示：① 所见回肠末端、结肠及直肠黏膜未见器质性病变；② 内痔。

全腹 CT 平扫＋增强：未见明显异常。

诊断：① 躯体症状障碍；② 慢性胃窦炎伴糜烂。

■ 二、治疗经过 ▶

患者 5 年前来我院就诊，拟诊"胃肠神经官能症"，予"草酸艾司西酞普兰 10 mg，每日 1 次"、改善胃肠功能等治疗，症状明显好转，体重增加。

维持草酸艾司西酞普兰治疗 2 年余，3 年前开始减药，但症状很快复发。之后曾于外院服用中药汤剂治疗半年余，症状无法缓解。

因症状反复，2 年余前开始再次予"草酸艾司西酞普兰 10 mg，每日 1 次"治疗，3 个月后逐渐加量至 20 mg，2 周后腹痛、烂便症状减轻，但出现出汗、震颤、口干等不适，考虑到药物副作用，减量至 10 mg，每日 1 次。腹痛症状反复，出现头晕、头痛。

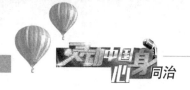
此次调药：在这个基础上加用乌灵胶囊，每次 3 粒，每日 3 次。

用药 2 周后腹痛、烂便症状减轻，睡眠好转，匹兹堡睡眠质量指数量表和 HAMD 评分至用药后第 8 周明显改善。

	第一周	第三周	第六周	第八周
匹兹堡睡眠质量指数量表	16 分	13 分	7 分	3 分
HAMD 评分	18 分	12 分	8 分	5 分

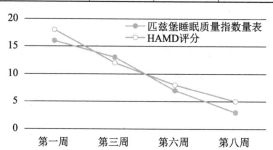

此治疗方案维持至今，现患者无腹痛，大便成形，每天 1～2 次，睡眠佳，体重稳定增长。

三、案例分析 ▶

本例患者以腹痛、腹泻、消瘦等为主要表现，并伴有情绪低落、言语减少、兴趣减退等改变，症状持续时间长，辅助检查未见明显异常，反复求医效果不佳。以上症状的出现，与患者丈夫因胃癌去世，对其精神打击较大有关；加上儿子长期在外地工作，患者独居，这些都是引起心身疾病的影响因素，"躯体症状障碍"诊断明确。及时识别并使用抗焦虑抑郁药物后，患者不适症状减轻，随诊量表评估提示情绪及睡眠好转，病情好转，生活质量明显改善。

对此类心身疾病患者，在接诊过程中除了躯体症状及相关鉴别诊断的询问，应着重询问患者相关精神疾病家族史，患者的社会、心理等相关方面的问题，从中发现心身疾病相关危险因素。同时，需认真查体，进行必要的辅助检查，排除器质性疾病，适当使用量表评估患者的情绪及心理状况，有助于明确诊断及随诊病情。治疗过程中，需根据患者病情变化及时调整药物，注意个体化治疗。

四、 专家点评 ▶

心身疾病在全科医学科临床工作中十分常见，其诊治的关键在于及时识别、有效治疗，减轻患者痛苦，减少医疗资源消耗，缓解医患矛盾。躯体症状障碍一般采用心理治疗或药物治疗，也可联合采用多种治疗。药物治疗主要在于消除患者伴发的焦虑与抑郁情绪。

本案例中对患者的治疗使用草酸艾司西酞普兰，有疗效但药物副作用明显，并出现症状反复，后加用乌灵胶囊作为维持治疗的手段，取得了较好效果，患者可维持长期病情稳定，且无明显毒副作用。

（点评专家：中山大学孙逸仙纪念医院 全科医学科 熊小强）

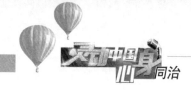

"压力"山大
——混合性焦虑和抑郁障碍合并高血压病例

杭州市西湖区留下街道社区卫生服务中心 全科 **戴建兵**

杭州市西湖区留下街道社区卫生服务中心 全科 **陈少鹏**

一、病例就诊情况介绍

程某某，男，42 岁，初中文化，装修包工头。主诉：头晕 4 年，再发伴情绪低落 2 周。

现病史：患者 4 年前无明显诱因下出现头晕，伴心慌、胸闷、四肢乏力，无视物旋转及恶心呕吐，曾在杭州市红会医院检查头颅 CT，头颅 TCD 无异常，后头晕缓解遂未进一步诊治及复查，2 周前因生活事件影响，每每想起事件时情绪低落，自觉胃部不适、反酸嗳气，工作时突然头晕、心慌、黑矇、脸部发紧，类似情况发作 2 次，每次持续约 5~10 分钟后自行缓解，无头痛，无耳鸣及听力下降，无发热，无恶心呕吐，无抽搐等不适，近 2 月来入睡困难，易早醒，已到多家上级医院就诊，仍担心患有严重心脑血管疾病遂来就诊。胃纳一般，二便正常。

既往史：原发性高血压病史 4 年，未正规治疗。

个人史：平素缺乏体育锻炼，饮食偏咸，无吸烟饮酒，无药物及物质依赖史。夫妻来杭 12 余年，家庭关系欠融洽，有两子，长子 22 岁，准备下半年结婚，次子 15 岁，初三，面临初升高压力。

患者性格内向，不善沟通，每月经济收入 12 000 元，给配偶 5 000

元开销，每月还房贷 4 000 多元，租房 600 元，其余月总开支在 6 000～7 000 元，有不少经济压力。

家族史：否认家族性遗传病史。

查体：身高 165 cm，体重 62 kg，BMI 22.7 kg/m²。血压 148/72 mmHg。神志清，正常步态，眼球无震颤，压颈试验阴性，指鼻试验阴性。两肺呼吸音清，未闻及干湿啰音。心率 78 次/分，律齐，各瓣膜听诊区未闻及杂音。腹平软，无压痛。神经系统检查阴性。

精神状况检查：衣着得体，意识清晰，定向力完整。交谈时语速略快，表情苦闷，情绪略显急躁。无思维形式异常，无幻觉妄想，自知力完整。

辅助检查：

血糖、血脂、肝肾功能、电解质、血常规、心肌酶谱、心梗三项、甲状腺功能都正常。

心电图、心脏超声、脑电图、头颅 TCD、头颅 MRI 和颈椎 MRI 未见异常；胃镜检查无异常；24 小时动态心电图显示：窦性心律，房性早搏 3 次。

心理测评：

SCL-90 评分：153 分，躯体化指数 2.58、焦虑指数 2.3，显示患者有躯体化症状和焦虑情绪；

SAS 评分：50 分，为轻度焦虑；

SDS 评分：56 分，为轻度抑郁；

PSQI 评分：存在入睡困难，睡眠持续时间短；

强迫量表测评：存在部分强迫思维和强迫行为。

初步诊断：① 混合性焦虑和抑郁障碍；② 原发性高血压病 Ⅰ 级（低危）。

二、治疗经过 ▶

（1）生活方式干预：① 合理饮食：每餐有主食、蛋白质、蔬菜，建

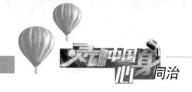

议选用橄榄油、山茶油为烹饪用油,食盐摄入少于 6 g/天。② 规律有氧运动:每周运动 5 天,每次 30～60 分钟,以慢跑、快走的形式。③ 针对患者开展疾病的危险因素及危害的健康教育,保持心理平衡。

(2) 药物干预:

① CCB 类:苯磺酸氨氯地平片 5 mg,每日 1 次(控制血压)。

② 吡咯酮类:佐匹克隆 7.5 mg,每晚一次(催眠、镇静、抗焦虑、快速入睡)。

③ 苯二氮䓬类药物:奥沙西泮 15 mg,每晚一次(抗焦虑、延长睡眠时间)。

④ SSRIs 类:氟伏沙明 50 mg,每日 3 次(抗抑郁情绪)。

⑤ 中药植物药:乌灵胶囊,每次 3 粒,每日 3 次(补肾健脑,养心安神)。

(3) 心理治疗:放松训练,认知行为疗法。

随访:各阶段复诊情况对照如下:

2 周时复诊情况	1 个月时复诊情况	3 个月时复诊情况
BP:130/72 mmHg,每天快走 40 分钟	BP:126/74 mmHg,每天快走 60 分钟	BP:120/68 mmHg,经过生活方式干预、心理治疗血压正常
心态基本平稳	心态平稳	心态良好
偶有情绪低落时仍感头晕不适,通过放松训练迅速可以缓解	无头晕、心慌、黑矇再发作	无头晕发作
胃部不适减轻,有口苦反应	胃部不适消失	无胃部不适
睡眠质量好转	睡眠质量明显改善	睡眠正常
		心理测评:SAS:正常 SDS:正常

▌三、 案例分析 ▶

　　该病例在社区全科门诊非常有代表性，患者主要因家庭经济生活压力大，家人相互沟通不良，缺乏家庭支持，存在内源性焦虑抑郁，从而引发头晕心慌，胃部不适，入睡困难，容易早醒，反复各大医院诊治，疗效欠佳，严重影响生活质量。通过对进行患者精神检查、心理测量及抗焦虑和抗抑郁治疗，患者症状明显好转。这也提醒我们在治疗躯体疾病的同时不要忽视患者情绪问题。

▌四、 专家点评 ▶

　　该病例为中青年男性，以头晕为主诉来就诊，我们从全科诊疗思维入手，通过详细病史询问和仔细查体，特别是精神状况检查、相应的辅助检查、合理的心理测试，最后进行综合分析，用多维的思维方式去观察和解决居民的健康问题。在排查器质性疾病的同时关注患者内心精神活动变化，了解其思维、情绪与认知之间的关系。

　　社区基层的全科医生要重视心理因素与躯体疾病的交互影响，注重心身同治，做好健康管理，让患者更快、更好地康复，享受更高的生活质量。

　　（点评专家：杭州市西湖区留下街道社区卫生服务中心 全科　张静娜）

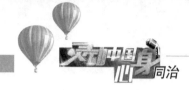

谁是胸背痛的真凶？

蚌埠医科大学第一附属医院 全科医学科 **李苗**

蚌埠医科大学第一附属医院 精神科 **孔思瑾**

一、病例就诊情况介绍 ▶

郑某某，女，65 岁，退休职工，初中文化。主诉：左侧胸背痛2 月。

现病史：2 个月前手提重物后出现左侧胸背部疼痛，疼痛持续存在，改变体位后加重，伴活动后胸闷气喘，休息后缓解，曾就诊当地医院，考虑"冠心病，心绞痛"，予以对症治疗后未见好转，为求进一步诊治遂来我院就诊，门诊拟"胸背痛原因待查"收住我科。

既往史、个人史、家族史：无特殊。

查体：

T：36.8 ℃，HR：75 次/分，RR：18 次/分，BP：120/68 mmHg。神志清楚，精神正常，全身皮肤黏膜无黄染，浅表淋巴结未触及肿大，胸壁皮肤正常，无疱疹，胸廓对称，双肺呼吸音清，未闻及干湿性啰音，无胸膜摩擦音，HR75 次/分，心律齐，各瓣膜区未闻及病理性杂音，腹平坦，腹软，无压痛及反跳痛，肝脾肋下未及，移动性浊音阴性，四肢肌力及肌张力正常，双下肢无浮肿，神经系统体格检查未见阳性定位体征。

疼痛评分（NRS）：6 分。

辅助检查：

血、尿、粪三大常规：正常。

肝肾功能、血脂、电解质、血脑钠肽、甲状腺功能检查：正常。

胸部 CT：正常。

心脏彩超：正常。

冠脉 CTA：正常。

骨密度检测示：重度骨质疏松。

胸椎磁共振：胸 7 椎体新近压缩性骨折。

诊断：绝经后骨质疏松症并发胸 7 椎体压缩性骨折。

二、治疗经过 ▶

骨科会诊，转入骨科手术治疗。阿法骨化醇 0.5 ug，每日 1 次；仙灵骨葆 1.5 g，每日 2 次；维 D 钙咀嚼片 600 mg，每日 1 次；阿仑膦酸钠 70 mg，每周 1 次。一周后疼痛缓解，出院。

2 个月后：再发胸背痛，再次胸背痛的部位与上次一样，疼痛的程度较前减轻（疼痛评分由 6 分降至 4 分），与体位变化无关，在睡眠不佳或者情绪激动时加重。家属提到患者之前很注重自己的外表，这段时间变得不修边幅；以前她喜欢绘画，如今提不起来兴趣，整日懒散被动，走神发呆。

复查了胸椎磁共振，联系骨科医生会诊，排除了新发骨折。结合此次疼痛的特点以及心电图等相关检查，也排除了心肌缺血等情况。

基于患者的临床表现与体检、辅助检查结果不相符，于是决定再次仔细询问患者出院后的情况。她终于敞开心扉：手术后，其丈夫觉得已经查出病因，也治疗了，不理解为什么还会反复疼痛，之后就对患者有不耐烦的情绪，时常外出打牌，疏于对患者的照顾。孩子知道这种情况后专门请假回家照顾她，她因拖累家人而深感内疚，加之她经常上网查阅资料，了解到骨质疏松性骨折还容易再次骨折，很多老

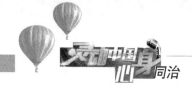

年人因此去世。越想越害怕，晚上睡不着，有时都有一死了之的想法。随着她内心的揭露，我们了解到她具有胆小内向敏感多虑的个性特征。

进行精神量表的评估：

SAS 评分：64 分，为中度焦虑；

SDS 评分：75 分，为重度抑郁；

PSQI：为 18 分，睡眠质量很差存在睡眠障碍；

汉密尔顿焦虑量表（HAMA）：20 分，肯定有明显焦虑；

汉密尔顿抑郁量表（HAMD-17）：19 分，肯定为抑郁；

心身症状量表（PSSS）：23 分，重度。

治疗：继续处理躯体疾病：① 药物治疗：盐酸度洛西汀 60 mg，每日 1 次；右佐匹克隆 2 mg，每晚一次；乌灵胶囊每次 3 粒，每日 3 次。② 心理治疗：认知行为治疗；正念疗法。③ 物理治疗：经颅磁刺激。

2 周后再次复诊：睡眠、情绪及疼痛情况均有改善。

1 个月后复诊：睡眠、情绪及疼痛情况缓解。

汉密尔顿焦虑量表（HAMA）：评分 6 分；汉密尔顿抑郁量表（HAMD-17）：评分 7 分；心身症状量表（PSSS）：评分 7 分；PSQI：评分 5 分。

三、 案例分析 ▶

本案患者为老年女性，在日常活动后突发胸背部疼痛，一波三折，反复就诊。第一次当地医院按照"冠心病""心绞痛"治疗效果不佳。第二次入我科，找到胸背痛的真凶——胸椎压缩性骨折，予以规范治疗，疼痛好转。第三次再发胸背痛，疼痛的特点、诱发因素有变化，伴有焦虑和抑郁情绪，睡眠障碍。这次没有应用止痛药物，开展心身同治，症状缓解，考虑此次胸背痛真凶为心身疾病。

┃四、 专家点评 ▶

在临床工作中，同一症状可由多种原因和多种疾病引起，某一疾病也可出现多种症状，在关注躯体疾病引起多种症状的同时，对患者出现的每一症状和伴随症状，都应该仔细分析、识别和鉴别，在多病共存的情况下，疾病与疾病之间、药物对疾病的影响等错综复杂，而精神心理因素在现代疾病的发生、发展中起着非常重要的作用，产生许多躯体化症状，这就需要科学的临床思维和多学科协作，心身同治。

通过本例的分享，提示在临床的诊疗中要牢固树立"以人为中心的整体观"的全科理念，身不离心，心不离身，才能心身治愈。

（点评专家：蚌埠医科大学第一附属医院　梁冰）

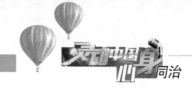

忘掉过去，从"心"出发

中国人民解放军北部战区总医院 干诊科　**李斯琪**

中国人民解放军北部战区总医院 精神心理科　**慈轶宏**

■ 一、 病例就诊情况介绍 ▶

张某某，女，39 岁。主诉：反复胸痛、心悸伴失眠 2 年。

现病史：患者 2 年前开始无明显诱因反复出现胸闷、胸痛，为针扎样疼痛，伴心悸、头晕，无视物旋转及恶心呕吐，持续时间约 10～20 分钟可自行缓解症状。严重时伴有呼吸困难，曾两次出现黑矇晕厥，无抽搐，数秒后恢复意识。自诉上述症状发作时含服"速效救心丸"等药物无明显缓解。自发病以来出现失眠，入睡困难，易早醒，睡眠质量差，多梦。

既往史：否认糖尿病、高血压等慢性病史，无传染病史，无手术史，无食物及药物过敏史，无输血史。生活规律，无烟酒嗜好。

个人史：月经规律，初潮年龄 13 岁，经期 5～6 日，月经周期 30 天。孕一产一，顺产。无吸烟史及饮酒史。

家族史：父亲患冠心病，否认家族性遗传病史。

体格检查：血压 118/63 mmHg，心率 72 次/分，对答思路清晰，双肺呼吸音清，心律齐，各瓣膜听诊区未闻及病理性杂音，肝脾未触及肿大，周身无浮肿，双侧巴宾斯基征阴性。

辅助检查：

存在血脂异常，血常规、心肌酶谱、NT-pro BNP、肝肾功能、血糖、血尿酸等均正常。

心电图：窦性心律，正常范围心电图。

动态心电图：窦性心律，轻度 T 波改变。

心脏超声：心内结构及血流未见异常，左室舒张功能正常，静息状态下左室整体收缩功能正常。

冠脉 CT：冠状动脉 CTA 未见异常。

追问病史：经耐心疏导及仔细询问，患者自诉其幼子于两年前因急性心肌炎去世，该患者始终不能接受现实。每次就医均得到"正常"结果，导致其越发不相信医生诊断，有故意隐瞒症状及个人史表现。患者两年来始终处于痛苦、不安的情绪状态，被躯体症状所困扰，甚至影响工作与生活，长期失眠多梦。

精神心理测评：汉密尔顿焦虑量表（HAMA）评分 20 分，说明肯定有焦虑情绪。汉密尔顿抑郁量表（HAMD）评分 23 分，说明肯定有抑郁情绪。匹兹堡睡眠质量指数量表得分 16 分，说明睡眠质量很差。

最终诊断：① 焦虑状态；② 睡眠障碍；③ 血脂异常症。

二、 治疗经过 ▶

起始给予氟哌噻醇美利曲辛，1 片，口服，每日 2 次（早、中）。2 周随访：胸闷、胸痛症状明显减少，心悸、头晕减轻；睡眠障碍略缓解，仍有多梦，自觉浅睡眠时间仍较长。HAMA 评分 10 分，HAMD 评分 17 分，睡眠指数 14 分。

4 周随访：胸闷、胸痛、心悸等症状明显消失，睡眠障碍有缓解，仍偶有噩梦、早醒。HAMA 评分 7 分，HAMD 评分 12 分，睡眠指数 11 分。

随后联合乌灵胶囊，每次 3 粒，口服，每日 3 次。联合治疗 4 周后

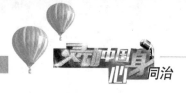

随访：多梦明显减少，睡眠时间较前延长，睡眠质量较高。HAMA 评分 5 分，HAMD 评分 7 分，睡眠指数 6 分。

后续随访至 6 个月，患者躯体症状基本消失，生活工作基本不受影响，睡眠情况较稳定。

三、案例分析 ▶

躯体症状可能由多种因素引起，包括情绪因素和社会心理问题。

在本案例中，患者的症状与心理创伤有关。治疗中主要包括抗焦虑药物和心理咨询，最终帮助患者解决心理问题，恢复正常生活。在疾病的治疗中需要考虑精神心理因素在其中的作用。

四、专家点评 ▶

身体不适并非只是由躯体疾病引起，焦虑、抑郁等情绪因素，人的社会心理发展问题都可引起躯体上的反应、成为致病因素，如本例患者，在经历丧子之痛后出现了胸闷、胸痛、失眠等躯体症状。临床医生应充分了解病史，追根溯源。治疗上选择合适的抗焦虑药物，足量足疗程、个体化用药。同时配合心理咨询、心理治疗，帮助患者解开心结，从而治疗焦虑，恢复社会功能。

（点评专家：中国人民解放军北部战区总医院 干诊科　刘艳霞）

内分泌科案例

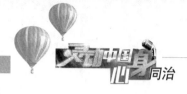

从"高山"到"低谷"的烦恼

南方医科大学珠江医院 内分泌科 **杨晓燕**

广州市中西医结合医院 治未病科 **吕若琳**

一、病例就诊情况介绍

陈某某,男,62岁。主诉:怕热、心悸伴烦闷2年余,怕冷、失眠4个月。

现病史:患者缘于2年前出现心悸、怕热、多汗,伴烦闷,于南方医科大学珠江医院内分泌代谢科就诊,查甲功、甲状腺超声、摄碘率等明确诊断为"弥漫性甲状腺肿伴甲亢",行[131]碘治疗。出院后患者上述症状缓解,后未复诊。近4月来患者出现还冷,并再次出现烦闷,伴睡眠欠佳,入睡困难并易醒。再次于珠江医院门诊就诊,拟"Graves病"收入院。发病以来,二便正常,精神、饮食可,体重无明显变化。

既往史:2016年于珠江医院心血管内科行冠脉造影术,提示前降支轻度狭窄,规律口服氯吡格雷75 mg,每日1次;阿托伐他汀20 mg,每日1次。

个人史、家族史:无特殊。

入院查体:体温36.4 ℃,心率80次/分,血压129/64 mmHg,呼吸18次/分;身高165 cm,体重65 kg,BMI 23.9 kg/m²;发育正常,营养良好,面容憔悴,对答切题,皮肤巩膜无黄染。双眼球无突出,甲状腺未触及肿大。心肺腹查体(一),双下肢无水肿,病理征(一)。精神检查：神志清楚，感知觉、记忆、计算、思维、理解、自知力等无异常。

辅助检查：

血、尿、便常规、肝功能、肾功能、血脂谱、电解质、心肌酶谱、血糖均未见明显异常。

状腺功能及抗体：TSH 38.01 mIU/L，fT_3 4.05 pmol/L，fT_4 7.85 pmol/L，TPO Ab、TR Ab、Tg Ab 均阳性。

心电图：窦性心律、心率 80 次/分，T 波改变。

胸片：两肺未见实质性病变，主动脉硬化。

心脏超声：心内结构及运动未见明显异常。

腹部超声：肝、胆、胰、脾、双肾及膀胱未见异常。

甲状腺超声：甲状腺体积偏小，内部回声欠均匀。

诊断：① 原发性亚临床甲状腺功能减退症（[131]碘治疗后）；② 冠状动脉粥样硬化性心脏病，心功能 I 级；③ 睡眠障碍。

■ 二、 治疗经过 ▶

患者甲状腺功能减退，又有冠心病及睡眠障碍，甲状腺素从小剂量开始替代治疗，予左甲状腺素（优甲乐）25 μg，空腹口服，每日 1 次。针对冠心病的治疗，继续给予氯吡格雷 75 mg，每日 1 次，抗血小板治疗；阿托伐他汀钙片 20 mg，每日 1 次，调脂稳定斑块治疗。针对患者的睡眠障碍，最初给予劳拉西泮 1 mg，每晚睡前 1 次，患者仍不能入睡；改为氯硝西泮 1 mg，每晚睡前 1 次，患者能够入睡，但次日出现头晕、乏力、嗜睡等不适；再次更改为艾司唑仑 1 mg，口服，每晚/睡前，患者可较快入睡，而且晨起无头晕、乏力、嗜睡等不适。

后在上述西药治疗时联合应用乌灵胶囊，每次 3 粒，每日 3 次。

患者烦闷、乏力及睡眠均好转，夜间睡眠时间可达 7 小时，自觉睡眠质量亦有提高。

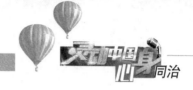

出院后 2 周，患者复诊查甲功：TSH 16.40 mIU/L，fT_3 3.88 pmol/L，fT_4 8.97 pmol/L。将左甲状腺素片调整为 50 μg，空腹口服，1 次/日。继续抗血小板、调脂治疗。患者睡眠状况改善，担心长期使用睡眠药物有依赖性及副作用，故停用艾司唑仑，继续口服乌灵胶囊。出院后 6 周复诊，甲功三项正常，患者无不适主诉，对治疗效果甚为满意。

三、案例分析 ▶

患者为老年男性，两年前发病初期有心悸、怕热、多汗等高代谢症状，化验检查提示甲状腺功能亢进，甲状腺激素水平高，身体犹如处于"高山"状态，给予放射性[131]碘治疗甲亢，此后甲亢治愈，症状缓解。

4 个月前患者出现与之前完全相反的症状，由之前的怕热变成怕冷，化验检查提示甲状腺功能减退，甲状腺激素水平低，身体犹如处于"低谷"状态，给予甲状腺素替代治疗。在发病过程中，患者伴有烦闷、睡眠障碍，从中医辨证分析来看，患者属心肾不交证，治疗应补肾健脑、养心安神。给予患者西药安眠药及中成药乌灵胶囊治疗后，患者情绪及睡眠均好转。

四、专家点评 ▶

以生物-心理-社会医学模式为指导思想，全面关注患者问题，心身同治，重点解决当前最主要问题。治疗方案应综合考虑，中西医结合诊治，予以最优治疗方案。

（点评专家：南方医科大学珠江医院 内分泌代谢科 叶仁青）

本病案治疗中为了避免长期使用镇静催眠类药物产生的依赖性及副作用，选择联合乌灵胶囊以改善睡眠障碍，并在停用镇静催眠药后仍按疗程继续服用乌灵胶囊。中西医结合治疗作用显著，患者接受度高，减少病耻感，提高患者治疗依从性。

（点评专家：广州市中西医结合医院 治未病科 吕若琳）

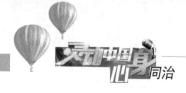

去"屑"止痒，神清气爽
——一例银屑病治疗经验分享

九江学院附属医院 皮肤科　**周春霞**

九江学院附属医院 神经内科　**官燕琴**

▌一、 病例就诊情况介绍 ▶

常某某，女，62 岁，退休工人，大专学历，于 2020-10-26 入院。主诉：全身红斑鳞屑伴瘙痒 20 年，加重 5 个月。

现病史：患者诉 20 年前四肢伸侧出现鳞屑性斑块，刮之出血，伴有瘙痒，前往医院就诊，诊断为"寻常型银屑病"，偶伴关节痛，病程中曾使用阿维 A 胶囊、氨甲蝶呤片治疗，经治疗后好转，但易反复。近 5 个月来皮疹再发，症状加重，四肢、臀部、后部出现大片鳞屑性斑疹、斑丘疹、斑块，且融合成片，伴有瘙痒，膝关节及髋关节疼痛，右侧为主。遂至我院门诊就诊，给予"口服复方氨肽素片、外搽卡泊三醇软膏及卤米松乳膏"等治疗，但症状缓解不明显，今求进一步诊治，门诊拟"寻常型银屑病"收入院。病程中，间断低热，无头痛、咽痛、胸闷，精神、饮食一般，伴失眠，情绪低落。体重、体力无明显改变，二便正常。

既往史：睡眠障碍；丙肝伴肝硬化病史 10 年，曾有输血史。余无特殊。

个人史、家族史：无特殊。

体格检查：T：37.8 ℃，心肺腹等系统未及异常。

精神检查：SAS 评分：75 分，为重度焦虑；SDS 评分：70 分，为中度抑郁。

专科检查：专科查体：头面部、躯干、四肢见大片暗红色鳞屑性斑疹、斑丘疹、斑块，融合成片，形状不规则，上覆厚层银白色鳞屑，以四肢伸侧及腰臀部为甚，刮之出血，Auspitz 征阳性。

辅助检查：（入院前）病理提示银屑病。

实验室检查：入院后检查：血常规：WBC 2.87×10^9/L（↓），血红蛋白 78 g/L（↓）；血沉 154 mm/h（↑）；生化：ALb 29 g/L（↓）；球蛋白 36.1 g/L（↑）；肿瘤标记物 SCCA 25.72 ng/ml（↑），其余（－）；乙肝（－）、丙肝抗体（＋）；腹部彩超：肝实质回声增粗；胸部 CT、ECG（－）。

诊断：银屑病（寻常型＋关节型）。

■ 二、 治疗经过 ▶

治疗方案：① 静滴复方甘草酸苷调节免疫。② 口服复方氨肽素调节免疫、右佐匹克隆改善睡眠、抗组胺药物止痒。③ 外用卡泊三醇、卤米松抗炎。

会诊及检查：骨科＋肿瘤：MRI（右膝关节＋右髋关节＋盆腔＋鼻咽部）；风湿免疫科：抗核抗体 19 项、风湿三项（－）；妇科：HPV、妇科彩超（－）；血液科：血清蛋白电泳（－）；消化科：丙肝 RNA（－）；其他：结核 T-SPOT（－）。加用生物制剂——依奇珠单抗（抗 IL-17 单抗）。

考虑到患者有精神心理方面的问题，请神经内科医生会诊后，加上认知行为疗法并加用乌灵胶囊（3 粒/次，3 次/日）进行抗焦虑治疗，同时加用西酞普兰进行抗抑郁治疗。

2 周后 SAS 评分降低到标准分 38 分，SDS 评分降低到标准分

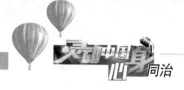

33 分，皮疹明显改善。

半年后患者皮疹痊愈；睡眠良好；情绪稳定。后持续我科门诊随访，皮疹一直未复发，睡眠及情绪均稳定。

最终诊断：① 银屑病；② 睡眠障碍；③ 焦虑抑郁状态。

三、案例分析 ▶

1. 对本例患者完善了皮肤病理活检，故诊断明确。

2. 患者因合并多种基础疾病，常规药物治疗效果不佳时及时寻求新的治疗方案，并关注患者精神心理因素，取得较好的临床疗效，值得思考和借鉴。

四、专家点评 ▶

该病案是女性患者，银屑病诊断明确，病史 20 余年，在多家医院就诊，病情反复，合并失眠，既往有丙肝、肝硬化等病史，此次病程中伴关节痛、发热，辅助检查提示肿瘤标志物、ESR 明显升高，经常规治疗无效。给予生物制剂后仍效果欠佳，进一步医患沟通，并取得患者信任后，考虑精神心理因素对患者的躯体症状有较大的影响，最终诊断合并焦虑抑郁状态、慢性失眠明确。

在生物制剂治疗的基础上，联合心理辅助治疗，病情改善显著，取得较满意的疗效，为今后治疗银屑病乃至其他心身相关性疾病提供了更好的治疗思路。

（点评专家：九江学院附属医院 皮肤科 宋秋荷）

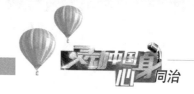

"痛"好才能心好

——一例疑诊为心绞痛的纤维肌痛综合征患者

天津市第四中心医院 肾内风湿科 **邓长财**

天津市第四中心医院 精神医学科 **窦光茜**

▌一、 病例就诊情况介绍 ▶

李某某，女，56岁，全职主妇，高中学历。主诉：间断周身疼痛伴胸闷2年，加重7天。

现病史：患者2年前开始无明显诱因出现周身关节及肌肉疼痛，累及四肢、颈项及腰背，无明显关节肿胀，伴僵硬、乏力，应用过非甾体类抗炎镇痛药，效果不佳，伴四肢麻木，间断胸闷不适、心悸，多于休息欠佳或情绪波动后加重，就诊于天津市多家医院及相关多科室，化验自身免疫抗体系列、血沉、C反应蛋白、类风湿因子均正常，颈部、腰部CT及腰部MRI提示椎间盘突出。患者情绪波动较大，反复联想，经常头痛、失眠、多梦、注意力不能集中，食欲下降，腹胀，尿频，以上症状日益加重。近一周患者于情绪波动后再次出现周身疼痛不适，胸闷、心悸，伴有失眠、乏力及头晕，为进一步明确诊断及治疗收入我科。

既往史：否认高血压及糖尿病史，否认手术及外伤病史。曾反复胸闷不适就医于心内科门诊，呈慢性发作性的胸闷、胸痛、心慌、气急，伴周身关节肌肉酸痛、僵硬、乏力。查心肌酶、肌钙蛋白正常，心电图未见异常改变。

个人史、家族史：无特殊。

体格检查：BP 110/70 mmHg；神志清，精神差，反应稍慢。面部无红斑，颈部、腰背部及四肢多处压痛点。双肺呼吸音清，双肺未闻及干湿啰音。心界不大，心率 76 次/分，律齐，各瓣膜区未闻及病理性杂音；肝脾未触及肿大，双下肢无水肿，四肢关节无肿胀畸形，双手雷诺氏征阴性。

辅助检查：心电图、胸部 CT、冠脉造影、生化检查、抗 CCP 抗体、心脏彩超均未见异常。

诊断：① 纤维肌痛综合征；② 躯体症状障碍。

■二、 治疗经过 ▶

给予教育支持、心理疏导，改善睡眠，消除症状加重的诱因。

口服度洛西汀 30～60 mg，每日 1 次；乌灵胶囊 3 粒，每日 3 次。1 个月后周身关节肌肉疼痛及胸闷症状均消失。

风湿科门诊随诊 2 年，规律减度洛西汀，目前已停药观察。半年前患者于门诊就诊，病情平稳，继续观察。

■三、 案例分析 ▶

纤维肌痛综合征是以慢性广泛性疼痛为主要特征的多症状综合征，很多患者还伴有重度疲劳、与脏器痛觉过敏有关的症状。纤维肌痛综合征的病理生理学机制可能是中枢神经系统内感觉传输异常及其与外周疼痛发生器和神经—内分泌通路相互作用而产生的各种临床症状。慢性广泛性疼痛和僵硬是纤维肌痛综合征的核心症状，疲劳、睡眠障碍、认知功能障碍、精神苦恼和其他相关障碍是其主要临床表现，其特点是症状重于体征。纤维肌痛综合征唯一可靠的体征是全身对称分布的压痛点，

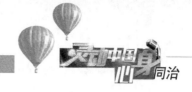

缺乏任何明确的病理生理学和生物学功能异常证据。实验室检查主要用于排除其他风湿性疾病，影像学检查进一步排除其他疾病。纤维肌痛综合征的治疗主要是对症处理，包括积极教育、缓解疼痛、消除疲劳、提高睡眠质量。

四、专家点评 ▶

　　本例患者病情并不复杂，但很有启发性。纤维肌痛综合征是风湿免疫性疾病中较常见的一类疾病，发病率较高，仅仅低于骨关节炎。本病在临床上诊断率低，误诊率较高，是很多临床大夫对纤维肌痛综合征认识不够所致。纤维肌痛综合征患者主诉较多，首诊科室不一定是风湿科，出现不同症状而就诊于不同科室，存在"逛医"现象，这不仅增加了患者的经济负荷，更增加了医患纠纷的可能。

　　本病例患者胸闷心悸，心内科行冠脉造影未见异常，排除了器质性心脏病的可能，同时请精神科会诊，建立多学科协作的 MDT，心身同治，最终使患者受益。

（点评专家：天津第四中心医院　肾内风湿科　杨云华）

肛肠科案例

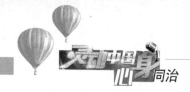

比手术更多
——一名外科医生的心身医学感悟

首都医科大学附属北京中医医院 肛肠科 **李宇栋**

首都医科大学附属北京中医医院 心身医学科 **姜默琳**

▌一、病例就诊情况介绍 ▶

陈某某，女，46 岁，本科学历，教师。主诉：间断肛门疼痛 3 年，加重伴情绪低落 3 个月。

现病史：2016 年患者因大便干燥、排便费力，排便时尽力努挣，出现肛门撕裂样剧痛，伴有少量便鲜血，后因大便干燥上述症状间断、反复发作。2018 年 9 月至北京市肛肠医院诊断为肛裂，遂行手术治疗，术后 1 月创面出现延迟愈合，局部疼痛，自觉病情未缓解，但无明显情绪波动。2018 年 12 月至北京三附院再行肛管溃疡切除、括约肌松解手术治疗，后症状好转。2019 年 2 月因工作压力大，劳倦失度，再次出现肛门手术部位疼痛，于北京三附院就诊，告知创面已完全愈合，待瘢痕逐渐软化疼痛即可缓解。2019 年 3 月就诊于北京中医医院肛肠科，患者就诊伊始即表述纠结、后悔接受肛裂手术，反复询问医生疼痛是否为术后并发症。然而，肛肠专科检查显示患者局部创面恢复良好。但患者持续担心肛门疾病，情绪低落，兴趣减退，紧张害怕，看不到希望，坐立不安，注意力难以集中。肛门疼痛持续且较前加重，站、坐均不能超过 30 分钟，无法正常工作和生活，食欲下降，夜寐难安，遂就诊于心身医学科。刻下症状：肛门疼痛，情绪低落，兴趣减退，紧张担心，疲倦乏力，口舌生疮，心慌气短，腰酸腿软，难以入睡，食欲下降，二便调。

既往史：否认糖尿病、高血压病等慢性病史，无传染病史，无食物及药物过敏史，无输血史。

个人史：患者性格内向，严谨认真，责任心强，做事追求完美。适龄结婚，配偶体健，育有一女。丈夫常年出差，夫妻交流较少。多数时间患者独自照顾孩子起居和学习。3个月多前与同事发生冲突，又承担额外工作，生活及工作压力较大。

家族史：无特殊。

精神检查：意识清，语速、语量可，定向力完整，接触可。未引出幻觉、妄想，可引出持续性心境低落体验，情感反应协调，自知力部分存在。

舌脉诊查：舌尖红苔薄白；脉沉细。

量表评估：

焦虑自评量表（SAS）：评分60分；

抑郁自评量表（SDS）：评分68分。

诊断：西医诊断：抑郁发作；中医诊断：郁病（心肾不交证）。

诊断依据：

患者肛裂术后，局部创面愈合良好，已甲级愈合并形成瘢痕。此次发病前经历人际冲突，工作压力较大，主要表现为肛门持续性疼痛，存在抑郁发作的核心症状：情绪低落、兴趣减退及快感缺失。在心理症状方面还存在焦虑紧张、无望无助感。躯体症状可见食欲下降、精力丧失和睡眠障碍。导致职业功能损害，故诊断为抑郁发作。中医方面，患者年过四旬，素体劳倦，肾水不足，心火上炎，心神不宁，则情绪低落、紧张，心慌、眠差。腰酸盗汗，脉沉细均为肾阴不足之象，病机为虚实夹杂，诊断为郁病（心肾不交证）。

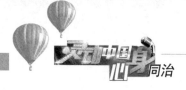

■ 二、 治疗经过 ▶

治疗过程中注重医患沟通，首诊以倾听为主，同理共情，予抑郁症心理教育，建议治疗方案为帕罗西汀 20 mg，每日 1 次；乌灵胶囊 3 粒，每日 3 次及针灸每周 3 次（取穴百会、印堂、内关、神门、中脘、天枢、关元、足三里、三阴交、太溪、太冲）。但患者并未接受该方案，要求先治疗肛肠疾病。此后辗转多家三甲医院知名肛肠专科，均查创面完全愈合。

在此期间，我们邀请肛肠科联合会诊，更正诊断为"肛门括约肌神经症、抑郁发作"。同时，通过电话与患者保持联系，引导患者关注情绪与躯体症状的关系。2 周后患者复诊，诊疗过程中注重以患者为中心的医患沟通，讲解"疼痛—抑郁"的恶性循环，引发患者思考。再次建议帕罗西汀、乌灵胶囊以及针灸治疗。最终患者接受该方案。

治疗 2 个月后患者肛门疼痛明显减轻，情绪改善，精力增加，恢复工作，嘱患者坚持服用帕罗西汀完成维持期治疗。

6 个月后患者诸症消失，生活如常，逐渐减停药物。

■ 三、 案例分析 ▶

抑郁症是综合医院患者常见的心身障碍，相当一部分患者的抑郁是躯体疾病所伴发的。就诊时多以躯体症状为主诉，而非情感症状，症状的严重程度有时会掩盖抑郁症的识别。本例患者肛门术后，就诊时以肛门疼痛为主诉，起初虽流露情绪问题，但所诉较少，难以察觉。如何早期识别并及时转诊是诊治难点。这需要肛肠科医生了解心身医学理念，引导患者关注情绪问题，建议精神心理科就诊。

此外，心身医学科与肛肠科联络会诊也十分重要，既要避免漏诊、误诊肛肠疾病，也要从精神心理层面理解患者的疼痛症状。最后还应注重以患者为中心的医患沟通，通过倾听、共情、接纳，让患者感到理解和支持，构建温暖信任的医患治疗联盟。

中医认为，形神一体、心身相依。现代医学也从传统的生物医学模式转变为"生物-心理-社会"医学模式，提倡关注症状背后的心理和社会意义。本例患者正是在"心身同治"的理念下获得痊愈。

▌四、 专家点评 ▶

"比手术更多"这篇的内容翔实，结构完整，方案合理，聚焦于心身医学热点问题，探讨了躯体疾病伴发抑郁焦虑状态患者的识别、诊断、治疗以及医患沟通技巧，旨在引起外科医生对患者心身问题的重视。此案例作为外科手段无法解决的心身疾病，为外科医生开拓思路、规避风险提供了一个很好的范式；并将生物医学与心身医学诊疗思路结合，从生物-心理-社会模式进行探讨，突出了临床联络会诊的重要性。

心身医学为各科医生面对疑难患者时提供新的诊断思路和治疗途径，不仅使患者减少伤害、更多获益，也体现出以人为本的医学精神，而心身医学临床医疗理念，与外科学临床的融合与思考，也一定能成为广大外科医生手中更为有力的诊治武器。

（点评专家：首都医科大学附属北京中医医院 心身医学科 张捷）